常见肾脏危急重症
的诊断与治疗

主　编◎蒋理海　李　晶　刘　运

副主编◎陈　民

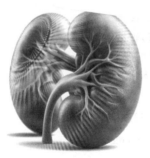

天津出版传媒集团

天津科学技术出版社

图书在版编目（CIP）数据

常见肾脏危急重症的诊断与治疗／蒋理海，李晶，刘运主编. --天津：天津科学技术出版社，2024.3

ISBN 978-7-5742-1834-5

Ⅰ.①常… Ⅱ.①蒋… ②李… ③刘… Ⅲ.①肾疾病–急性病–诊疗 ②肾疾病–险症–诊疗 Ⅳ.①R692.059.7

中国国家版本馆CIP数据核字（2024）第055036号

常见肾脏危急重症的诊断与治疗

CHANGJIAN SHENZANG WEIJI ZHONGZHENG DE ZHENDUAN YU ZHILIAO

责任编辑：张建锋

天津出版传媒集团

出版：　天津科学技术出版社

地址：天津市西康路35号

邮编：300051

电话：（022）23332400

网址：www.tjkjcbs.com.cn

发行：新华书店经销

印刷：成都现代印务有限公司

开本 880×1230　1/32　印张 7.5　字数 300 000

2024年4月第1版第1次印刷

定价：79.00元

目 录

第一章　肾破裂

　　肾是腹膜后器官，解剖位置隐蔽，其前后内外均有良好的保护，不易受到损伤。但肾实质脆弱，来自背部、腰部、下胸或上腹部的暴力打击，也会导致肾损伤。有时肌肉强烈收缩或躯体受到强烈震动，可使不正常的肾受伤。肾损伤最多见于20~40岁男性，儿童肾损伤的发病率也较高。

　　肾脏破裂（Kidney Rupture，KR）是指在损伤情况下或者非损伤情况下发生的肾脏破裂，包括肾脏实质、肾盂和肾血管的破裂。按发病机制分为创伤性肾破裂和自发性肾破裂。

　　创伤性肾破裂（Traumatic Kidney Rupture，TKR）系肾区受到直接暴力打击致伤，如车祸、殴打或坠落时肾区碰及硬物等引起，是肾损伤最常见的原因。在所有创伤病例中，肾损伤的发生率高达5%，腹部严重外伤患者中肾损伤高达10%，总体约65%的泌尿生殖系统损伤累及肾脏，它是泌尿生殖系统外伤中最易受伤的器官。医源性因素，如体外冲击波碎石、输尿管导管插入过深、肾脏内镜手术灌注压过高等原因也可能导致肾破裂。

自发性肾破裂（Spontaneous Kidney Rupture，SKR）系肾脏在病理情况下出现肾实质或（和）肾脏集合系统破裂，是一种罕见但临床上至关重要的情况。自发性肾实质破裂的主要原因是通常见于肾细胞癌、血管平滑肌脂肪瘤、巨大肾囊肿/多囊肾、动静脉畸形或血管疾病（如结节性关节周围炎）等，也有由肾结石引起的肾实质破裂的报道。肾实质自发性破裂发生率低于肾盂破裂。

1.1 分类

1.1.1 病理分类

（1）肾挫伤　仅局限于部分肾实质，形成肾瘀斑和（或）包膜下血肿，肾包膜及肾盂黏膜完整。

（2）肾部分裂伤　部分实质裂伤伴有包膜破裂，致肾周血肿。

（3）肾全层裂伤　实质深度裂伤，外及包膜，内达肾盂肾盏黏膜，常引起广泛肾周血肿、血尿和尿外渗。

（4）肾蒂损伤　肾蒂血管或肾段血管的部分和全部撕裂；也可能因为肾动脉突然被牵拉，致内膜断裂，形成血栓。

1.1.2 临床分类

国内一般将肾挫伤及肾部分裂伤归为轻度肾损伤，其他为重度肾损伤。目前临床最常用的分类系统是美国创伤外科协会器官损伤定级委员会（AAST）制定的分类系统。该系统经验证可预测并发症发生率和干预需求，成为泌尿外科创伤分类中最有用的系统。目前大多数1~4级损伤均采用保守治疗，争论焦点在于对更高级级别的损伤，哪些病人可分别从早期血管介入造影栓塞术、肾血管修复术或肾切除术中获益。

美国创伤外科协会肾损伤分级系统

分级	损伤类型	临床表现
1	挫伤	镜下或肉眼血尿，泌尿系统检查正常
	血肿	包膜下非扩性血肿或无实质损伤
2	血肿	肾周血肿局限于Gerota筋膜
	裂伤	肾实质裂伤深度≤1cm，无尿外渗
3	裂伤	肾实质裂伤深度≥1cm，无集合系统破裂或尿外渗 存在肾血管损伤或Gerota筋膜内活动性出血的任何损伤
4	裂伤	实质裂伤至集合系统，伴有尿外渗 肾盂裂伤和/或肾盂输尿管完全破坏
	血管损伤	节段性肾静脉或动脉损伤 活动性出血超过Gerota筋膜进入腹膜后或腹膜 由于血管血栓形成而导致的节段性或完全性肾梗死，无活动性出血
5	裂伤	肾脏破碎，丧失可识别的肾实质解剖结构
	血管损伤	主肾动脉或静脉撕裂伤或肾门撕脱 肾脏血运减少伴活动性出血

注：双侧肾损伤应提升一级，最高可达4级。

1.2 临床表现

血尿　血尿是肾损伤最常见、最重要的症状，多数为肉眼血尿，少数为镜下血尿，但肾蒂血管完全断裂、输尿管完全断裂等可无血尿。血尿的严重程度并不能反映肾损伤的严重程度。

疼痛　疼痛往往是患者受到外伤之后的第一个症状。软组织挫伤、肾包膜张力增高或者尿液外渗至后腹膜都可引起疼痛并能放射到同侧肩部背部和下腹部。腹膜后巨大血肿、尿液刺激腹膜或者腹膜破裂等可出现腹部胀气、疼痛和腹膜刺激征。

肿块　出血和（或）尿液溢出于肾周形成腰部肿块，当腹膜完整时，肿块可被局限于腹膜后而出血逐渐减少。腹膜破裂时可能不会形成典型的肿块，但是往往发生危及生命的失血性休克。

休克　休克可为创伤性休克和（或）失血性休克，轻度肾损伤很少发生休克，闭合性肾损伤的休克发生率为40%，开放性肾损伤休克的发生率约为85%。

多脏器损伤　当肾损伤临床症状与体征不符合时，应考虑存在其他脏器损伤合并的可能性，如肝脏损伤、脾脏损伤、胃肠道损伤、大血管损伤等。

肾实质破裂是一种危及生命的急症，最常见的症状是剧烈的疼痛、失血性休克和可触及的腹部肿块。

1.3 诊断与辅助检查

1.3.1 病史及体格检查

根据损伤病史及临床表现，诊断肾损伤并不困难。如上腹或肾区受到撞击或腰侧受到挤压伤，低位肋骨骨折时，都应考虑有肾损伤的可能。但必须注意，肾损伤的严重程度有时与症状不一致，如严重的胸、腹器官损伤症状可掩盖泌尿系统症状。因此应尽早收集尿液标本，必要时导尿检查，以免贻误诊断。

1.3.2 尿液检查

血尿为诊断肾损伤的重要依据之一。肾组织损伤可释放大量乳酸脱氢酶，尿中含量可增高。

1.3.3 影像学检查

影像学检查的目的是明确诊断并对肾损伤进行分级，并识别其他器官的损伤。进行影像学检查前应关注患者的血流动力学状态，血流动力学不稳定的患者需要立即干预。大多数中度至重度创伤患者在就诊后应尽早进行CT扫描。对于未进行任何影像学检查的患者，肾脏影像学检查的指征包括：

· 肉眼血尿

· 镜下血尿和一次低血压发作（收缩压<90mmHg）

· 快速减速损伤和（或）严重相关损伤史

· 安全带印痕

·穿透性创伤

·提示肾损伤的临床体征，例如腰痛、擦伤、肋骨骨折、腹胀和（或）肿块和弥漫性腹部压痛

·下肋骨或椎骨横突骨折

1.3.3.1 CT扫描

CT扫描是病情稳定患者的首选影像学检查方式。快速、广泛可及性，可准确判断肾损伤的分级，并确定对侧肾脏的状态，显示腹腔内损伤和并发症，包括腹膜后血肿和尿外渗。理想情况下CT扫描需包含三个时相：

动脉期：评估血管损伤和有无造影剂活动性渗出的存在

静脉期：显示肾实质挫伤和撕裂伤

排泄期：可识别集合系统/输尿管损伤

在临床实践中，创伤患者通常接受标准化的全身影像学检查方案，并不会常规进行肾脏延迟期影像学检查。如果怀疑肾损伤尚未得到充分评估，建议进行延迟期影像学检查，创伤患者造影剂性肾病的发生率较低。

1.3.3.2 超声检查

在对重伤患者的初步调查中，FAST（Focused Assessment Sonography in Trauma，创伤重点评估超声检查）发现腹腔积血，可明确内出血和低血容量的原因。因其敏感性较低且依赖于操作者水平，无法很好地进行损伤分级，并不推荐用于实体器官损伤的评估。超声检查劣于CT，一般

用作随访及动态对比。

1.3.3.3 其他成像方式

静脉肾盂造影（IVP）和放射性核素扫描以及磁共振成像（MRI）在创伤诊断中没有显著作用。单次注射IVP的质量通常较差，MRI在肾创伤中的诊断准确性与CT相似，但MRI检查速度慢，创伤早期病情变化迅速使其在急性创伤中应用受限。

1.4 治疗

肾损伤的治疗目的：保存肾功能和降低死亡率。

1.4.1 紧急处理

严重休克时应迅速输血和积极复苏处理。一旦病情稳定，应尽快行定性检查，以确定肾损伤的范围和程度，并确定是否合并其他脏器损伤。

1.4.2 非手术治疗

非手术治疗为绝大多数肾损伤患者的首选治疗方法。可以看作是"一揽子治疗方案"的开始，循序渐进，从保守治疗开始，必要时进行微创和（或）手术探查。这种"一揽子治疗方案"可以使高级别肾损伤的肾切除率随时间推移而下降。

常采用非手术治疗包括：①绝对卧床休息2~4周，待病情稳定、尿检正常才能离床活动；②密切观察生命体征的变化；③补充血容量和热量，维持水电解质平衡，保持足够尿量；④观察血尿情况，定时检测血红蛋白及红细胞比容，了解出血情况；⑤每日检查伤侧局部情况，如触及肿块，应准确测量并记录其大小，以便比较；⑥应用抗生素预防感染；⑦应用止血、镇静、镇痛药治疗。值得注意的是，保守治疗恢复后2~3个月内不宜参加重体力劳动，以免再度发生出血。

1.4.2.1 钝性肾损伤

血流动力学稳定是所有肾损伤患者治疗的首要目标。在病情稳定的患者中，通过一段时间卧床休息、连续血液检查、定期观察和影像学检查随访，保守治疗可降低肾切除手术的比例，且不会增加近期或远期并发症发生率。

1-3级损伤采用非手术治疗，4级损伤也大多采用保守治疗，但后续干预的要求更高。经尿道输尿管支架置入和（或）经皮肾穿刺引流对持续尿液外渗患者效果良好。5级损伤通常表现为血流动力学不稳定和严重相关损伤，开放手术探查和肾切除术比例更高。同样，对于血流动力学稳定的患者，单侧主动脉损伤或动脉血栓形成者亦通常采用非手术治疗，手术修复仅用于双侧动脉损伤或孤立肾的损伤。值得注意的是院前长期温缺血通常会导致无法弥补的损害和肾脏丢失。

1.4.2.2 穿透性肾损伤

传统上，腹部穿透伤是需手术治疗的。然而，在对病情稳定的患者进行详细评估后，现已接受对腹部穿透伤进行选择性非手术治疗。

对于肾损伤，伤口部位、血流动力学稳定性和诊断性影像学检查是决定干预措施的主要因素。大多数腋前线后方的低级别刺伤、病情稳定患者采用非手术治疗。对于病情稳定的患者，刺伤所致的3级或以上损伤可采用期待治疗，但需更密切观察，因为临床病程更不可预测，延迟干预率较高。高级别损伤、合并腹部损伤和枪伤最有可能在非手术治疗中失败。与刺伤相比，枪伤是4级和5级创伤性肾损伤肾切除术的独立危险因素。总体而言，在特定的病情稳定患者中，对穿透伤进行非手术治疗可使高达50%的刺伤和高达40%的枪伤获得成功。

1.4.2.3 选择性血管栓塞术

选择性血管栓塞术（Selective Angioembolization，AE）在血流动力学稳定的钝性肾损伤患者非手术治疗中起着关键作用。目前尚无公认的标准来识别需要AE的患者，使在肾损伤中的应用仍有争议。造影剂活动性外渗和大血肿（深度>2.5cm）提示需进行选择性血管栓塞术。

血管栓塞术可用于所有级别肾损伤的非手术治疗，尤其在高级别肾损伤（AAST>3）时，获益最大。高级别肾损伤非手术治疗（将AE纳入治疗流程）的成功率，3级损伤高达94.9%、4级为89%，5级为76%。肾损伤等级增加，AE失败的风险相应增加，甚至需要重复干预。肉眼血尿、血流动力学不稳定、5级损伤和尿外渗是AE失败的重要预测因素。重复栓塞可防止67%的患者进行肾切除术。栓塞失败后的开放手术通常会导致肾切除术。尽管存在对肾实质梗死和造影剂肾病的担忧，但AE并未增加肾损伤后急性肾损伤的发生。对于高级别损伤，AE的成功率也很高，对肾功能的保护作用最大，长期随访后肾功能没有差异。

1.4.2.4 输尿管支架置入术和导尿术

在治疗高级别肾损伤伴集合系统损伤时，输尿管支架置入术对无症状患者没有明显的益处。目前的证据表明，只有当患者出现持续性漏尿相关症状（腰痛、发热、白细胞增多）时，才建议应进行干预（输尿管支架置入术、肾造口术或肾周引流）。

对于病情稳定的低度损伤患者，不需要导尿。需要持续监测或行支架置入术的重度肉眼血尿患者可从导尿术中获益。如果放置支架，则需要更长的导管插入时间。一旦血尿变轻且患者可以活动，应拔除导尿管。

1.4.3 手术治疗

1.4.3.1 肾脏探查的指征

（1）肾粉碎：对于有生命力的肾组织，应尽可能保留，若肾破裂严重，原位修复难度大，可加用肠线网袋束紧或利用大网膜包裹，以达到止血和愈合的目的。如对侧肾功能良好而伤肾修复困难者，可行肾切除。

（2）肾盂破裂：肾盂破裂后大量的外渗尿积聚于肾周，形成尿性囊肿。如腹膜破裂应吸尽腹腔尿液，然后缝合破裂肾盂，放置引流。如肾盂破裂严重，应同时行肾造瘘术。

（3）肾蒂损伤：肾蒂损伤常引起大量出血，病情危急而难以救治。对于绝大多数病人，只有紧急切除肾，才能达到彻底止血而挽救生命；只有少数病人在极早期施行手术，才有可能通过修复术挽救患肾。

如术前检查排除上述情况，可避免不必要的肾探查手术及由此造成的肾切除，但若保守治疗期间出现下列指征时也应行手术探查：①经积极抗休克治疗后症状未见改善，怀疑有内出血；②血尿逐渐加重，血红蛋白和红细胞比容继续降低；③腰腹部肿块增大；④疑有腹腔内脏器损伤。

1.4.3.2 手术方式与肾脏重建

肾损伤后探查的目标是控制出血和挽救肾脏挽救，钝挫伤的探查率较低。大多数研究推荐经腹膜入路进行手术，先探查并处理腹腔损伤器官，再切开后腹膜，显露并阻断肾动脉，然后切开肾脂肪囊探查肾。肾周筋膜为制止肾继续出血的屏障，在未控制肾动脉之前不宜切开肾周筋膜，否则易发生难以控制的出血而被迫施行不必要的肾切除。可根据肾损伤的程度施行破裂的肾实质缝合修复、肾部分切除、肾切除或选择性肾动脉栓塞术。

术中应判断肾重建的可行性。约30%的肾脏探查术最终施行肾切除，其他腹腔内损伤也会增加肾切除术的可能性。死亡率与损伤的整体严重程度相关，而非肾损伤本身的严重程度。

在肾脏重建中建议止血剂和密封剂，并安置腹膜后引流。血管损伤的病理修复效果不佳，但对于有孤立性肾脏或双侧损伤的患者，应尝试修复。

1.4.4 并发症

肾损伤后的近期并发症有腹膜后尿性囊肿、残余血肿并发感染及肾周脓肿，可经皮穿刺或切开引流治疗。远期并发症有高血压及肾积水。恶性高血压需施行血管修复或肾切除。输尿管狭窄、肾积水需施行成形术或肾切除术。其他远期并发症还有肾萎缩、肾脂肪性变、肾盂肾炎等。由于肾段动脉损伤和假性肾动脉瘤所致迟发性出血可行选择性肾血管栓塞治疗。

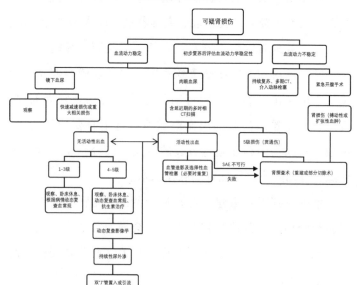

肾损伤处理流程

第二章 肾血管疾病

2.1 肾动脉狭窄和闭塞

肾动脉狭窄（Renal Artery Stenosis，RAS）一般定义为肾动脉主干及（或）其分支直径减少≥50%，狭窄两端收缩压差≥20mmHg（1mmHg =0.133kPa）或平均压差≥10mmHg。是引起高血压和（或）肾功能不全的重要原因之一，如未适当治疗，病情呈进行性加重，肾功能逐渐恶化，可进展至终末期肾病，临床上主要表现为肾血管性高血压和缺血性肾病。

肾动脉闭塞（Renal Artery Occlusion，RAO）是指肾动脉主干或较大分支由于血管壁或血液因素导致肾动脉腔内发生的完全闭塞，按起病缓急分为急性及慢性。急性肾动脉闭塞经常是因为腔壁血栓引起的栓塞或肾动脉急性血栓形成，慢性肾动脉闭塞多在肾动脉狭窄基础上逐渐出现完全堵塞。最终导致相应肾单位功能丢失甚至急性肾梗死。

2.1.1 病因

急性肾动脉闭塞最常见的原因是血栓栓塞，大约90%

的栓塞起源于心脏（心房颤动、心肌梗死后、细菌性心内膜炎的赘生物）或主动脉（动脉硬化性栓塞），较少见的原因是脂肪或肿瘤栓塞。双侧肾动脉栓塞发生在约30%的病例中。血栓形成的病因有血管损伤（外伤、外科手术、血管造影、血管成形术后）和血液高凝两种原因，后者多合并肾病综合征等免疫性疾病。其他原因还有主动脉夹层和肾动脉瘤破裂。大的肾动脉若迅速、完全闭塞达30~60分钟将引起梗死。梗死呈典型的楔形，从受累的血管向周围放射性分布。

单侧肾动脉狭窄（RAS）有两个主要原因：动脉粥样硬化（60%~90%）和纤维肌发育不良（10%~30%）。动脉粥样硬化主要影响患者（45岁以上的男性），通常累及主动脉口或肾主动脉近端2cm。动脉粥样硬化的危险因素包括血脂异常、吸烟、病毒感染、免疫损伤和同型半胱氨酸水平升高。与动脉粥样硬化不同，纤维肌发育不良最常影响50岁以下的女性，通常累及中远端主肾动脉或肾内分支。其他不太常见的原因（小于10%）包括血栓栓塞性疾病、动脉夹层、肾下主动脉瘤、血管炎（Takayasu动脉炎、血栓闭塞性脉管炎、结节性多动脉炎、放疗后）、1型神经纤维瘤病、腹膜后纤维化等。

2.1.2 临床表现

临床表现取决于发病的急慢性程度、闭塞范围和肾脏低灌注的时间。

慢性肾动脉狭窄的大部分患者因难治性高血压就诊，可发生于非典型年龄（如30岁之前或50岁以后），尽管应用多种抗高血压药但仍难以控制。体格检查可发现腹部杂音或动脉粥样硬化的体征，慢性肾脏病的症状和体征逐渐出现。渐进性或不完全性闭塞可能无症状且不易发现。

急性肾动脉闭塞可包含以下症状：突然发作的腰部（肋骨和髋骨上缘之间）疼痛和压痛、发热、血尿、恶心和（或）呕吐、肾功能突然下降，部分病人短期内出现高血压，持续2~3周后可恢复正常，亦有部分病人发展为持续性高血压。肾动脉主干闭塞可出现高血压危象，孤立肾或两侧肾动脉完全闭塞会引起急性肾功能衰竭。

2.1.3 诊断

出现下述情况应考虑本病的可能性：

1. 持续性腰痛伴恶心呕吐、发热，肾区叩击痛及压痛。

2. 突然出现的血尿。

3. 不明原因的进行性加重的氮质血症甚至肾衰竭。

4. 难治性高血压，30岁之前开始的高血压且无家族史。

5. 服用血管紧张素转换酶（ACE）抑制剂或血管紧张素Ⅱ受体阻滞剂（ARB）后，无法解释的肌酐升高和/或肌酐急性升高至少50%。

多普勒超声检查法敏感性和特异性很高，因其便捷性，常作首选筛查。CT血管造影、MR血管造影以及同位素灌注扫描可显示受累肾脏的血流减少或缺失，这些方法各有其优缺点。动脉造影是诊断肾动脉狭窄/闭塞金标准，但需将导管插入动脉，有时会损伤肾动脉，增加肾损伤的风险。只有当考虑通过外科手术或血管成形术来解除阻塞时才建议进行动脉造影。

肾动脉狭窄或闭塞的影像学检查

检查	优点	缺点
CT血管成像	无创、快速、常规可用	需要静脉使用含碘造影剂，可能有肾毒性
MR血管造影	高精确度、无创、肾小球滤过率（GFR）30~60mL/min的患者安全	需要钆造影剂，增加了肾源性系统性纤维化的风险
超声多普勒	无创、可提供有关肾功能的信息	技术依赖，费时，不是随时随地，在肥胖患者准确度有限
放射性核素肾图	无创、肾血流成像	单侧狭窄比双侧狭窄准确度高；服用卡托普利更准确，即使服用卡托普利至少10%的假阳性和假阴性率；通常不用于起始诊断
血管造影	诊断金标准、为手术和创伤性放射操作提供详细的解剖结构	有一定创伤性、有动脉血栓和造影剂诱发肾病的风险

2.1.4 治疗及预后

治疗应根据病因进行，总的原则是立即恢复急性闭塞的血管重建治疗，慢性狭窄患者如果有顽固性高血压或存在肾衰竭可能时应予血管重建治疗。RAS的治疗目标是中断病因的作用，显著降低高血压程度及其并发症，防止或延缓进入缺血性肾病，避免演变为终末期肾病。

· 慢性肾动脉狭窄

当狭窄程度<50%或狭窄程度50%~80%且闪烁显像结果为阴性时，初始的治疗应是药物治疗+严密观察随访，而非血运重建。主要治疗包括：准确纠正血脂异常（首选他汀类药物）、抗血小板聚集、使用三种或更多不同的药物来控制高血压。优选使用血管紧张素转换酶（ACE）抑制剂或血管紧张素受体阻滞剂（ARB），但需注意这两类药物会导致血清肌酐水平升高和高钾血症，从而限制其效用。

满足以下一项或多项标准的患者可考虑血运重建：

· 最佳血压药物治疗失败或不耐受

· 肾血管性疾病的诊断之前血压短期升高

· 反复肺水肿发作

· 不能解释的肾功能不全快速进展

当肾功能正常或接近正常时，如果患者符合以下标准，建议进行血运重建：

· 肾动脉狭窄的程度>80%

· RAS的程度为50%~80%，卡托普利增强闪烁显像显示存在肾内肾动脉狭窄

当存在肾功能异常时，血运重建的标准如下：

· 血清肌酐水平低于4mg/dL

· 血清肌酐水平大于4mg/dL，但近期可能有肾动脉血栓

形成

- 狭窄程度>80%
- 给予血管紧张素转换酶抑制剂后血清肌酐水平升高
- 狭窄程度为50%~80%，闪烁显像结果为阳性

血管重建术通常通过经皮腔内血管成形术（PTA）及支架置入，或在狭窄节段行外科旁路手术来实现。对动脉粥样硬化性闭塞，外科手术比PTA有效，能治愈或缓解60%~70%患者的高血压。然而，手术只是针对患者有复杂的解剖病变，PTA不成功，特别是反复支架内再狭窄。对纤维肌性发育不良的患者建议行PTA，风险小而成功率高，再狭窄率低。

· **急性肾动脉闭塞**

RAO应联合应用抗凝、溶栓、纤溶、外科或应用导管进行栓子取除术。在症状出现后3小时内的治疗有助于改善肾功能。但肾功能通常不能完全恢复，且由于肾外栓塞或基础的动脉粥样硬化性心脏病的存在，早期和晚期的死亡率很高。

静脉或局部动脉内给予纤溶（溶栓）治疗（如链激酶或阿替普酶），对发病3小时内的患者有益，但很少有患者能得到如此迅速的诊断和治疗。

除非有禁忌证，所有血栓栓塞性疾病的患者均应接受静脉肝素抗凝治疗。若不进行侵入性的干预，应立即同时

给予长期口服华法林抗凝。非维生素K口服抗凝剂（如达比加群、阿哌沙班、利伐沙班）可用于合适的患者。抗凝治疗应至少持续6~12个月，对反复发作血栓栓塞性疾病或高凝状态的患者，治疗时间尚不确定。

外科手术开放血管与溶栓治疗相比，死亡率较高，且肾功能无明显恢复。但推荐对创伤性肾动脉血栓形成的患者进行手术治疗，特别是在最初的几小时内实施。严重肾衰竭的无创伤患者，若经过4~6周药物治疗肾功能仍未恢复，可考虑外科血管形成术（血栓切除术），但仅在少数患者中有效。

若本病是由血栓栓塞性疾病引起，应明确来源并积极治疗。

· 肾血管性高血压

对于不符合血管重建标准的患者，根据临床研究的数据建议进行药物治疗。肾动脉支架置入术加药物治疗在预防心血管或肾脏不良事件方面与单独药物治疗相比没有显著益处。血管紧张素转换酶（ACE）抑制剂、血管紧张素Ⅱ受体拮抗剂（ARBs）或肾素抑制剂可用于单侧闭塞的患者，对于双侧肾动脉狭窄的患者仔细监测肾小球滤过率（GFR）后也可小心使用。这些药物能够降低GFR，使血肌酐和尿素氮升高。经常需要额外的抗高血压药物。

2.2 动脉粥样硬化栓塞性肾病

动脉粥样硬化栓塞性肾病（Atheroembolic Kidney Disease，AERD）是指大量动脉粥样硬化的栓子从位于肾动脉以上的动脉脱落栓塞到肾动脉的最小分支，引起肾衰竭，肾脏因靠近腹主动脉和高肾血流量使其成为最常见的靶器官。本病是全身性动脉粥样硬化栓塞性疾病的一部分，患者可能出现一系列急性肾衰竭的临床表现，从轻度/无症状到危及生命的疾病。确切患病率尚不清楚，但临床经常被漏诊。报告的发病率在1.1%至4.5%，一项研究显示在接受左心导管插入术的1786名患者发病率为1.4%，其中有64%的患者出现肾功能衰竭。

2.2.1 病因

动脉粥样硬化性肾病发生在动脉粥样硬化性血管疾病患者中，通常这些患者有明显的动脉粥样硬化斑块，尤其是在主动脉和大中型血管中。这些斑块具有富含脂质的核心和薄的纤维帽。机械和血流动力学应力可使纤维帽破裂并释放下层富含胆固醇的细胞外基质，该基质进入循环并最终滞留远端部位，导致血管闭塞。通常这一过程同时影响双侧肾脏，且程度相当。粥样硬化栓子也可能进入其他器官，阻塞血流。

本病通常是一种医源性疾病，可继发于冠状动脉旁路移植术、腹主动脉瘤修复术等外科手术，以及血管造影、血管成形术或血管内移植等血管手术，这可能与华法林、肝素和抗血小板药物的抗凝治疗或溶栓治疗有关。在少数患者中，动脉粥样硬化栓塞性肾病可自发发生，没有任何诱发或触发因素。本病多发生于老年患者，也会影响移植肾，在诊断移植肾功能恶化的患者时必须考虑这一点。危险因素包括高龄、男性、糖尿病、高血压、高脂血症和吸烟。这些患者常有冠状动脉疾病、充血性心力衰竭、脑血管疾病、肾动脉狭窄、肾功能不全、主动脉瘤或其他类似的动脉粥样硬化疾病。

动脉粥样硬化栓塞性肾病的确切机制尚不完全清楚。胆固醇晶体引起的局部组织坏死和炎症反应起着重要作用。此外，肾素-血管紧张素-醛固酮系统和补体激活也有助于动脉粥样硬化栓塞性肾病的发展。

在外科手术过程中，机械创伤（切口、夹紧或操纵血管）可能会破坏动脉粥样硬化斑块。在血管造影或血管成形术中，导管操作会破坏斑块，使斑块中含有胆固醇的柔软核心暴露在动脉循环中。抗凝剂或溶栓治疗可防止在溃疡斑块上形成保护性血栓，或者可能通过引起出血而引发斑块的破坏，使其暴露于循环血液的血流动力学应激下。一旦进入循环，胆固醇结晶栓子就会滞留在直径为150~200mm的小动脉中。这些会导致血管部分闭塞和远端缺血。随后出现炎症反应、内膜增生和血管内纤维化。整个过程导致管腔进一步闭塞和更多的缺血性变化。

2.2.2 临床表现

动脉粥样硬化栓塞性肾病是全身性动脉粥样硬化栓塞性疾病最常见的一部分，最常受累的五个器官是皮肤、下肢骨骼肌、胃肠道、肾脏和大脑。临床表现包括网状青斑、蓝趾/紫趾综合征、腹痛和神经功能缺损。出现急性/亚急性/慢性肾功能衰竭、轻至中度蛋白尿、血尿、加速性高血压或新发高血压。嗜酸性粒细胞增多、嗜酸性粒细胞尿和低补体血症亦可见于本病。

随着肾衰竭时间的延长及程度的加重，可出现急性肾损伤的各种症状，初期是疲劳、恶心、食欲下降、瘙痒和注意力不集中。症状可反映出肾衰竭引起的肌肉、大脑、神经、心脏、消化道和皮肤等异常。

动脉粥样栓塞也可以引起其他器官出现症状。如果栓塞发生在上肢或下肢，可出现蓝趾或皮肤网状青斑，甚至坏疽。栓塞发生在眼睛则可引起突然失明。

2.2.3 诊断

危险因素、诱发事件、急性/亚急性肾功能衰竭和外周栓塞体征的组合强烈提示诊断。在存在这些情况时，无需进行肾活检即可诊断动脉粥样硬化栓塞性肾病。当需要排除血管炎、急性肾小管坏死、过敏性间质性肾炎等疾病时，建议进行肾活检以明确诊断，肾组织标本显微镜检显示小动脉内的脂肪栓子是特征性的诊断依据。

如果存在皮肤病变（手指梗死、网状青斑），皮肤活检可能是一种简单且微创的诊断方法。在存在肌肉损伤的情况下，如果可以识别出特定的肌肉，肌肉活检可能是确定诊断的另一种微创方法。必要时可进行超声心动图等其他检查来确定血栓的原因。

2.2.4 治疗及预后

动脉粥样栓塞性肾病尚无特异性治疗方案，大多为对症和支持性治疗。治疗的目的是减缓或阻止组织缺血的进展，并在肾功能不全的情况下提供器官支持。

如果没有证据表明栓塞事件持续存在，透析是合适的选择。停止抗凝并尽可能避免或推迟进行更具侵入性的诊断/治疗性血管操作或手术。使用抗血小板聚集和他汀类药物治疗、戒烟、控制血压/血糖。糖皮质激素的使用尚有争议，一些研究表明，口服泼尼松龙1mg/kg/天可改善整体临床症状并改善肾脏结局，然而其他研究显示激素对肾脏结局没有显著的长期影响，甚至可能导致死亡风险增加。

在动脉粥样硬化栓塞性肾病中，胆固醇栓塞通常与不可逆的器官损伤有关，预后不良。一些患者需长期维持性透析，部分患者病情好转，但残留不同程度的慢性肾功能损害。如果不再发生栓塞事件，并且肾小管恢复，这约有1/3的患者在远期肾功能可能会改善。30%~55%的急性/亚急性AERD患者需要肾脏替代治疗，仅有21%~28%患者的肾功能改善，23%~32%的患者进展为终末期肾功能衰竭。一年和两年生存率分别为87%和75%，4年生存率为52%，最常见的死因是心血管疾病。

2.3 肾静脉栓塞

肾静脉血栓形成（Renal Vein Thrombosis，RVT）是指主肾静脉或其支流中存在血栓，是一种罕见的临床疾病。它可以急性出现或被忽视，并可能导致急性肾损伤或慢性肾病。19世纪40年代，法国肾病学家雷尔（Rayer）首次描述了RVT及其与蛋白尿的关系。

RVT通常与肾病综合征、原发性高凝状态障碍、恶性肾肿瘤、外源性压迫、感染、创伤或肾移植后并发症有关。近2/3的患者双侧肾静脉受累，左肾静脉因具有广泛的血管网络更易形成血栓。血栓可从腔静脉延伸到外周静脉，也可起源于外周静脉并扩散到主肾静脉。严重的被动充血会导致肾脏肿胀和充血，导致肾单位变性并引起腰痛、血尿和尿量减少的症状。

2.3.1 病因

在成人中，最常见的病因是肾病综合征，因其导致尿液中流失大量的蛋白，使血液呈高凝状态，更有可能形成血栓。在肾病患者中，与RVT相关的最常见的潜在病因是膜性肾病，其次是微小病变和膜增生性肾小球肾炎。RVT的其他常见全身和局部病因如下：

系统性病因：原发性高凝状态障碍（例如抗凝血酶Ⅲ缺乏症、蛋白C或S缺乏症、凝血因子V Leiden突变、凝血酶原G20210A突变）、抗磷脂综合征、肾移植/同种异体移植排斥反应、肾血管炎、镰状细胞肾病、系统性红斑狼疮（SLE）、淀粉样变性、糖尿病肾病、妊娠或雌激素治疗、白塞综合征、严重脱水或长期低血压（尤其是新生儿）等。

局部病因：恶性肾肿瘤，通常是延伸到肾静脉的肾细胞癌、肿瘤、淋巴结、腹膜后疾病或主动脉瘤引起的肾静脉外源性压迫、腹部钝挫伤或静脉造影时的创伤等。

2.3.2 临床表现

肾静脉血栓形成的临床表现因静脉闭塞的速度和静脉侧支的发展而异。慢性RVT起病隐匿，通常无症状。极少数情况下，它可能表现为外周水肿。急性肾静脉血栓形成通常表现为肾梗死的症状，包括腰痛、腰痛、肾功能迅速恶化和蛋白尿加重、微观或肉眼血尿。可能出现恶心、呕吐或发热。

在肾移植中，RVT通常在手术后48小时内出现，表现为移植肾脏突然无尿和压痛。在新生儿和婴儿中，急性RVT可表现为肉眼血尿、腰部肿块、脱水或休克的体征和症状以及少无尿。左侧RVT可导致性腺静脉血栓形成，女性表现为盆腔充血综合征，而男性则伴有左侧睾丸疼痛肿胀和精索静脉曲张。

2.3.3 诊断

大多数情况下RVT起病隐匿，症状极少或无症状，通常在影像学检查期间因其他原因偶然诊断。肾静脉造影是诊断RVT的金标准，具有诊断治疗同期进行的优势。但在临床实践中很少使用。肾脏超声检查（USG）是一种安全、无创的检查，但其敏感性通常不足。约90%的早期急性RVT患者超声显示肾脏肿大和高回声，彩色多普勒或超声造影更具优势。CT血管造影是诊断RVT的首选检查，可以直观显示血栓，同时了解腔静脉情况，其敏感性和特异性接近100%。MR静脉造影与CT一样敏感，可避免辐射和静脉注射造影剂。

肾静脉血栓形成（renal vein thrombosis，RVT）没有特异性实验室检查，但可针对潜在病因（例如肾病综合征或共存高凝状态）进行相关的实验室检查。

2.3.4 治疗及预后

RVT通常继发于是潜在肾脏疾病。因此，治疗主要针对基础疾病（最常见的是肾病综合征）和支持肾功能。

虽然尚无随机试验评估抗凝治疗在无症状RVT中的作用，但应提供抗凝治疗以预防血栓进展或栓塞事件发生的风险。有症状的RVT（如急性RVT）患者的治疗应与肺栓塞（PE）或深静脉血栓形成（DVT）患者类似。初始治疗包括从普通肝素或低分子肝素开始，然后转而使用华法林，目标INR2或3。直接凝血酶抑制剂和Xa因子抑制剂尚未在肾病RVT患者中进行研究，因此不推荐用于抗凝治疗。有RVT和肺栓塞且有抗凝禁忌证的患者可植入下腔静脉滤器。抗凝治疗通常持续6~12月，只要患者仍处于肾病状态，就应继续进行抗凝治疗。

全身性纤溶有严重危及生命的出血风险，通常不推荐使用。急性RVT患者的局部溶栓治疗联合或不联合导管定向血栓切除术与急性肾功能衰竭相关。在急性双侧RVT和急性肾功能衰竭的情况下，很少考虑手术血栓切除术，尤其是在无法进行经皮血栓切除术和/或溶栓的情况下。

预后取决于血栓形成的原因、并发症及肾脏损害的程度。本病极少致死，死亡病例多有致命的基础疾病或并发症，如肺栓塞。对肾功能的影响取决于单侧还是双侧肾脏受累、血流是否恢复以及栓塞前的肾脏功能情况。在继发于恶性肿瘤的RVT病例中，并发症可能由恶性肿瘤本身引起，或导致其他部位（如DVT或PE）的血栓栓塞。一项回顾性队列研究显示，肾病综合征引起的RVT预后显示，40例肾病综合征RVT患者在6个月时死亡率为27%。肾移植后发生的RVT预后不良，通常会导致移植失败，尤其是在移植后的第一个月。

第三章　尿源性脓毒血症

尿源性脓毒血症（Urosepsis）是起源于泌尿生殖道的脓毒症，泌尿系感染通过血行播散导致的全身严重性感染疾病，临床可出现寒战、高热、腰痛、感染性休克等表现，查体及辅助检查符合全身炎症反应综合征即可诊断。

根据欧洲和美国的流行病学调查数据，脓毒症每年新诊断约3150万例，总体发病率每年增加8.7%，尿源性脓毒血症占所有脓毒血症的8.6%~30.6%，死亡率可高达20%~40%。脓毒症的相关死亡率因器官来源而异，根据感染源的不同，死亡率差异较大。此外，大约20%的脓毒血症幸存者将有认知或身体残疾。近年来，随着治疗水平的提升，脓毒症的总体死亡率有所下降。疾病的严重程度取决于机体对感染源的炎症反应程度，脓毒症器官功能障碍最常见的表现是急性呼吸窘迫综合征（ARDS）、急性肾损伤（A-KI）和弥漫性血管内凝血病（DIC）。

3.1 病因及危险因素

尿源性脓毒血症的常见原因包括：①梗阻性，如尿道结石、肿瘤、尿道狭窄、包茎、输尿管囊肿、多囊肾疾病和怀孕；②医源性，如留置导尿管、输尿管支架、肾造瘘管；③免疫性，免疫系统减弱的患者，如老年人和患有慢性病（糖尿病和慢性肾脏疾病）的患者；艾滋病、移植引起的免疫抑制患者；化疗引起的中性粒细胞减少症或长期使用皮质类固醇的患者。

尽管革兰阳性菌和真菌病原体所致脓毒症的发生率有所增加，但革兰阴性菌在尿脓毒症中仍占主导地位。最常见病原体是大肠杆菌（50%），其次是变形杆菌（15%）、肠杆菌（15%）、克雷伯菌（15%）、铜绿假单胞菌（5%）和革兰氏阳性菌（15%）。

3.2 临床表现

尿路感染可表现为临床症状有限的菌尿，也可表现为脓毒症或脓毒性休克，具体取决于细菌处于局部还是全身扩展。值得注意的是，患者可以在很短的时间内从几乎无害的状态转变为严重危及生命的脓毒症。因泌感染部位的不同，尿脓毒症可有不同的体征和症状，表现为许多不同的疾病，包括肾盂肾炎、肾脓肿、肾周脓肿、膀胱炎、急性前列腺炎和急性附睾睾丸炎等。

肾盂肾炎通常表现为发热、寒战、腰痛、肋脊角压痛和恶心/呕吐，也可能出现膀胱炎的尿路刺激症状，其他非典型症状包括上腹部或下腹部疼痛。

膀胱炎表现为排尿困难、尿频和尿急、耻骨上疼痛和血尿。患者还可能出现发热或其他全身症状（包括寒战、明显疲劳或全身不适），表明感染已超出膀胱。

急性细菌性前列腺炎最常表现为发热、寒战、排尿困难、盆腔或会阴疼痛以及明显的尿液浑浊。也可能出现梗阻症状，例如尿液滴漏。

3.3 诊断

全身性炎症反应综合征（Systemic Inflammatory Response Syndrome，SIRS）曾被作为脓毒血症的诊断标准，但SIRS评分标准中至少有2个指标关注着炎症，其特异性不足，因此，SIRS作为脓毒血症病理生理学描述的有效性受到了挑战。2016美国重症医学会将脓毒血症重新定义为：感染引起的宿主反应失调的危及生命的器官功能障碍。在临床应用中，序贯器官衰竭评估（Sequential Organ Failure Assessment，SOFA）评分≥2分则提示器官功能障碍。为了快速识别尿源性脓毒血症，临床上制定了床旁快速SOFA（qSOFA）评分：呼吸频率为≥22次/min，精神状态异常（即新发的兴奋、格拉斯哥昏迷量表评分为14分的精神状态改变、嗜睡、神志不清或昏迷）或收缩压（SBP）≤100mmHg。尽管qSOFA评分是目前诊断脓毒血症的首选，但有研究认为，在脓毒症诊断方面，SIRS明显优于qSOFA；而在预测院内病死率方面，qSOFA略优于SIRS。

快速序贯器官衰竭评分（qSOFA）

表现	评分	
	1	0
意识形态改变	是	否
收缩压≤100mmHg	是	否
呼吸频率≥22次/min	是	否

一旦怀疑尿脓症，除常规问诊（发热、寒战、腰痛、尿痛/排尿困难、尿量减少等）、查体（心率/呼吸频率异常、肾区叩痛、尿潴留等）外，实验室检查应包括血常规、尿常规、尿培养、血培养、血液生化、血乳酸、降钙素原、血气分析等检查，以寻找终末器官功能障碍的证据。降钙素原（PCT）检测有助于诊断脓毒症，并与非细菌感染引起的严重炎症状态相鉴别，血清乳酸是器官功能障碍的标志物，与脓毒症的死亡率相关，对于重度感染患者应监测血清乳酸水平。

肾后梗阻是尿脓症最常见的病因之一，超声可以识别超过90%的尿脓症常见病因，如肾积水或前列腺脓肿等。CT检查快速、直观且无需依赖专业人员即可轻松完成，逐渐成为怀疑尿脓症时的首选诊断方式，还可以识别超声不易发现的细微放射学发现。

3.4 治疗及预后

尿脓毒症包括一系列泌尿生殖道感染，其表现可能因区域和感染程度而异。重要的是要探究感染的原因，并对其进行相应的治疗。推荐泌尿外科医师和重症医学专家及感染性疾病专家合作来管理患者。

3.4.1 抗菌治疗

初始经验性抗菌治疗应针对所有可能的致病病原体采用广谱抗菌药物（亚胺培南/美罗培南、含β-内酰胺酶抑制剂三代头孢菌素或氟喹诺酮类药物等）覆盖，一旦获得培养结果，应根据培养结果进行调整。抗菌药物的剂量对于脓毒症患者至关重要，一般应使用较高剂量，并根据肾功能进行适当调整。抗菌药物必须在临床怀疑脓毒症后1小时内给药，在最初的6小时后，抗生素每延迟1小时，生存率就会降低8%。

3.4.2 病因治疗

尿路梗阻是尿脓毒症最常见的原因，第一时间引流梗阻和脓肿以及清除异物（如导尿管或结石）是最重要的源头控制策略，针对上尿路梗阻首选经尿道输尿管支架管置入术，备选经皮肾穿刺造瘘术。下尿路梗阻首选安置尿管，备选经皮膀胱穿刺造瘘术。充分创造条件紧急解除梗阻是治疗的关键部分。针对结石的根治性治疗，应在脓毒症消退后进行。

3.4.3 辅助支持治

脓毒症治疗中最重要的辅助措施包括：

·早期使用晶体液进行初始液体复苏，剂量至少为30mL/kg，若效果不佳可使用胶体或白蛋白进行液体复苏

·血管活性药物首选去甲肾上腺素，心肌功能障碍可使用多巴酚丁胺

·当液体复苏和血管活性药物使用后的平均动脉压未达到>65mmHg时，可考虑给予糖皮质激素治疗

·必要时输注血液制品，维持血红蛋白水平7~9g/dL

·若需应用机械通气，潮气量为6mL/kg，平台压<30cmH$_2$O和高呼气末正压

·镇静剂应尽量减少，应避免使用神经肌肉阻滞剂

·葡萄糖水平的目标值应为<10mmol/L

·使用低分子肝素皮下注射预防深静脉血栓

·使用质子泵抑制剂对高风险的患者预防应激性溃疡

·肠内营养应尽早开始（<48小时）

尿脓毒症是一种可治疗的疾病，但是延迟治疗可能导致严重后果，包括肾功能衰竭、脓毒性休克和死亡。预后取决于感染的原因和严重程度，细菌是否耐药、治疗是否及时等多方面因素。如果不及时治疗，本病的死亡率非常高。即使幸存下来的人也有很长的恢复期。

第四章 鹿角形结石

鹿角形肾结石（Staghorn Calculus）是指充满肾盂和至少一个肾盏的大肾结石。大多数鹿角形结石由鸟粪石（磷酸铵镁）组成，鸟粪石与产生脲酶的病原体引起的复发性尿路感染有关。在发展中国家，10%-15%的泌尿系结石是鸟粪石，女性患病率是男性的两倍。在发达国家，由于肾结石的早期诊断和管理，其发病率较低。大多数病例是单侧的，但有达15%的病例可能双肾受累。

鹿角形结石生长迅速并很快占据整个集合系统，导致梗阻、复发性尿路感染、尿脓毒症、慢性肾盂肾炎和肾功能衰竭甚至死亡。30%未经手术接受保守治疗的患者最终死于败血症或肾功能衰竭。未经治疗的鸟粪石结石的15年总生存率仅为41%。鸟粪石还会引起长期刺激、感染和慢性炎症，有报道可导致肾盂或集合系统的鳞状细胞癌，肾脏鳞癌虽然罕见，但平均5年生存率不到10%。鹿角形结石因其发病率和潜在死亡率很高，必须及时评估和治疗。

4.1 病因及危险因素

代谢紊乱和泌尿系统感染是任何肾结石形成的两个主要原因。鸟粪石与尿路感染（UTI）密切相关；因此，鹿角形结石也被称为感染性结石。产生脲酶的微生物（如变形杆菌、克雷伯菌、葡萄球菌、假单胞菌、普罗维登氏菌、沙雷氏菌和摩根氏菌）感染或定植可引起鸟粪石形成。脲酶的产生能力因病原体而异，所有的变形杆菌均产生脲酶，而仅1.4%的大肠杆菌产脲酶。因此，大肠杆菌被认为是鸟粪石形成的最不可能的原因。大多数病原体对第一代和第二代头孢菌素具有耐药性。2/3结石培养阴性的鸟粪石患者在手术后1年的尿培养中至少有一次尿素分解微生物培养阳性。

易患鸟粪石的因素包括女性、高龄、先天性尿路畸形、尿滞留、尿流改道、神经源性膀胱、留置Foley导尿管、远端肾小管性酸中毒、髓质海绵肾和糖尿病等。

4.2 临床表现

鹿角形结石没有特异性的症状。除发烧和寒战等尿路感染表现外，患者通常表现出肾结石的一般体征和症状，如腰痛、排尿困难和血尿。当感染的结石引起肾实质瘢痕形成的局灶性区域时，一些患者可表现为慢性肾盂肾炎。

慢性腰痛和复发性尿路感染（同一病原体反复感染）提示鹿角形结石的存在。多数情况下，即使结石累及整个肾盂，患者也可能完全无症状。大体积结石患者的晚期病例可能表现出全身症状，如疲劳、嗜睡、不适、间歇性发热、食欲不振和体重减轻。即使是非常大的鹿角结石，通常也不会引起严重的肾绞痛，因为大的鹿角结石可能不会引起急性输尿管梗阻。

4.3 诊断

常规应进行尿液分析和尿培养。尿液分析通常显示持续性碱性尿（pH值>7.2）和具有"棺材盖"形态的晶体。尿培养通常显示脲酶形成微生物的生长。

CT平扫是诊断任何肾结石的金标准，对鹿角结石特别有用。必要时可行增强CT以更好地评估肾脏内部解剖结构，例如肾盂肾盏关系。当无法进行CT扫描时，可选择使用X线KUB平片（Kidney-Ureter-Bladder）或泌尿系超声检查。鸟粪石由于其钙含量，通常是不透射线的，典型鸟粪石的CT值一般≤900Hu。

X线平片可显示完整的鹿角形结石分支填充收集系统，多与CT平扫联合评估。一般不建议行静脉肾盂造影用于诊断鹿角形结石，磁共振成像对结石敏感性低，亦不推荐使用。

鸟粪石结石的很少自发排出，偶有结石排出时，应对任何排除的结石进行成分分析。

4.4 治疗

4.4.1 非手术治疗

4.4.1.1 改善饮食

改善饮食在溶解人类鸟粪石方面效果不佳。部分研究表明，低钙低磷饮食，并适当添加氢氧化铝（以帮助减少磷的吸收）和尿酸化剂（如氯化铵）可以有效降低人类患鹿角结石的风险。但长期采用这种饮食方案具有诱发高钙尿症和铝中毒的严重潜在风险，尽管类似的饮食已被证明在经常产生鸟粪石的猫中相当成功。

L-蛋氨酸被认为可以酸化尿液，并可能降低鸟粪石结石的风险。在一项研究中，每天添加1500mg L-蛋氨酸可使健康志愿者的鸟粪石尿过饱和度降低34%，并显著降低尿液pH值。另有小型研究表明，长期使用补充L-蛋氨酸可明显降低鸟粪石的预期高复发率。但在完成更明确的研究之前，不足以推荐其在鸟粪石形成剂中的常规使用。

4.4.1.2 药物治疗

所有疑似感染性结石的患者都应开始初始抗生素治疗，如头孢吡肟、阿莫西林-克拉维酸或环丙沙星等。当培养结果阳性时，应根据药敏试验调整抗生素。单独使用抗生素治疗可显著降低尿路感染（UTI）、肾盂肾炎和脓毒症的风险，同时限制结石的进一步生长。虽然不太可能完全溶解结石，但已有单纯抗生素治疗部分溶解结石的报道。因此，抗生素治疗应被视为一种预防性治疗，以抑制严重感染和减少结石生长，同时应注意疗程及菌群失调、二重感染等风险。

脲酶抑制剂乙酰羟肟酸（AHA），已被证明可以降低鸟粪石结石的生长和复发率。AHA没有直接的酸化尿液作用，应与培养特异性抗生素一起使用，使二者产生协同作用。AHA可以很容易地穿过细菌细胞壁，通过其阻断尿素水解的作用来降低尿PH值和尿氨水平。常用剂量为250~500mg一天三次，中重度肾功能损害患者需根据肾小球滤过率调整用量。美国泌尿外科协会（AUA）指南建议，只有在用尽所有手术方案后才使用AHA，以治疗残留或复发性鸟粪石。

口服氯化铵治疗在尿液酸化理论上很有吸引力，但已被证明长期临床效用有限，并有严重的副作用，如代谢性酸中毒。

鹿角形结石的最佳治疗方法是完全手术取出所有结石。因生长速度快，任何残余的结石碎片都可以成为新结石形成的病灶。如果留下残留碎片，结石复发率高达85%。即使完全手术取出，也有约10%患者结石复发。如果感染性结石碎片持续存在，单独使用抗生素在控制泌尿系统感染方面效果不佳。

4.4.1.3 体外冲击波碎石术

冲击波碎石术（Shock Wave Lithotripsy，SWL）通常被认为是一种辅助治疗，以尽量减少手术治疗频率或术后辅助清石，一般不推荐作为单独治疗。使用SWL治疗时，应在治疗开始前放置双J支架或经皮肾造瘘管，以确保充分引流。超过50%接受SWL治疗的鹿角结石患者需要至少再进行一次手术治疗才能达到无石化。

4.4.2 手术治疗

4.4.2.1 经皮肾镜取石术

经皮肾镜取石术（Percutaneous Nephrolithotomy, PC-NL）通常被认为是手术治疗大体积鹿角形结石的金标准，具有清石率高、并发症低的优势。手术采用俯卧位、侧卧位、仰卧位均可进行，一般使用超声或X线引导穿刺，工作通道16~30Fr，气压弹道、超声或激光作为碎石能量设备。对于较大、复杂、分枝的结石，可能需要多通道或多镜联合手术，单独PCNL后的无结石率可达80%。

4.4.2.2 开放手术

开放手术已极少使用。在特殊情况下，如果由于盆腔肾脏、脊柱畸形或肾后结肠等解剖异常而无法进行PCNL，可以考虑开放手术，如萎缩性肾镜取石术。对于病态肥胖患者，也应考虑开放手术治疗，因为这些患者难以进行内镜检查和透视检查。

4.4.2.3 联合治疗

当结石很大和（或）碎片无法完全通过PCNL清除时，可以使用PCNL和SWL组合治疗。经尿道输尿管镜也可以作为其他外科手术补充。在这种情况下，PCNL是确保清除所有残留结石的最后手段。为确保完全清除结石，先使用PC-NL，然后SWL，最后再次PCNL构成"三明治"技术，是处理特别大结石的推荐方法之一。

PCNL后采用CT或超声联合X线平片（KUB）检查结石碎片对于识别术后残留的结石碎片至关重要。亦可术中将软式肾镜检查与高分辨率透视结合使用，该方法已被证明可以发现72%~78%剩余结石碎片，然后通过其他治疗手段将其清除。

4.4.2.4 手术并发症

PCNL的急性并发症发生率最低，开放手术和SWL的急性并发症发生率最高。常见短期并发症包括肾盂穿孔、肾周血肿、大量失血、胸水、气胸、败血症、肾功能损害和伤口感染等。长期并发症包括结石复发、肾功能损害和残留结石碎片的生长。术后应继续使用抗生素，但目前尚无统一的关于具体治疗方案、剂量或持续时间的指南。

4.5 随访

建议鹿角形结石手术后6~12个月进行影像学检查和定期尿培养，但对于快速或频繁复发结石的患者，可以在3~6个月进行。

第五章　急性肾绞痛

急性肾绞痛（Renal Colic）是一种严重的突发性腰痛，疼痛多位于肋脊角，向前和向下延伸至腹股沟或睾丸。它通常由结石堵塞尿路后引起急性梗阻，肾盂及输尿管腔内压力增高出现疼痛，并且经常伴有恶心和呕吐。因而所谓的肾绞痛其实大都是输尿管绞痛。对于大多数患者来说，疼痛在初次发作后1~2小时达到高峰。随着肾结石发作次数的增加，患者生活会显著降低，严重影响生活和工作。疼痛的程度与梗阻的程度有关，而不是与结石的大小有关，可以通过结石大小预测自发排石的可能性。虽然结石不是腰痛的唯一原因，但当突然发生腰痛时，需首先考虑本病。

肾结石是一种泌尿系统常见疾病，在住院患者中处于首位。在北美和欧洲的发病率为1%~20%，我国泌尿系结石整体发病率为1%~5%，南方地区高达5%~10%，其中约25%患者需住院治疗。最新调查显示我国约1/17的成年人有肾结石，且近年来的发病率呈增加趋势。如果不采取预防措施，其中50%的人会在初次就诊后5~7年内结石复发。

5.1 病因及危险因素

输尿管结石是导致肾绞痛最常见原因，虽然绞痛通常由急性梗阻（如输尿管结石）引起，但也可能是由于各种其他问题和疾病所致，例如双J支架取出术或输尿管镜检查后立即出现的输尿管痉挛。慢性输尿管阻塞（如肾盂输尿管交界处梗阻、前列腺癌、宫颈癌或盆腔癌、瘢痕形成和腹膜后纤维化等）通常不会引起急性疼痛或绞痛。

超过70%的结石发生在20~50岁的人群中，男女比约为2：1。肥胖、高血压、肾结石家族史、肠易激综合征和（或）糖尿病患者发生肾结石的风险增加。

肾结石形成最常见的危险因素包括：

尿量不足：尿量极低（每天<1升）的患者会增加溶质浓度（表现为渗透压大于600mOsm/kg的尿液）并促进尿淤滞，导致溶质过饱和并形成结石。结石患者的最佳每日尿量为2500ml，最低可接受水平为2000ml。

高钙尿症：大多数情况下，这是一种特发性表现。可继发于肠道钙吸收增加、循环血清钙升高、肾钙重吸收减少（肾钙渗漏）、维生素D增多症、甲状旁腺功能亢进、蛋白负荷高或全身性酸中毒。高钙尿症会增加尿液中草酸盐和磷酸盐等钙盐的饱和度，导致结晶和结石的形成。含钙结石约占所有肾结石的80%。高钙尿症通常定义为每24小时尿钙>250mg。治疗包括尽量减少每日过量口服钙的摄入量，纠正导致维生素D活性增加的磷酸盐缺乏，以及使用噻嗪类药物来增加肾单位对钙的重吸收。

高草酸尿症：草酸盐天然存在于植物中，它与植物组织液中的钙紧密结合。摄入植物材料会导致肠道草酸盐吸收和尿液排泄。由于草酸盐在人体生理学中没有营养或有益作用，因此它会通过尿液排出体外，在那里它可以与钙形成晶体和结石。草酸盐被认为是最强的结石形成促进剂。正常尿草酸盐高达每天约40mg，但最佳24小时尿液水平通常为<25mg。菠菜、大黄和羽衣甘蓝等绿叶蔬菜的草酸盐含量特别高。

高尿酸尿症：高尿酸水平可促进草酸钙和尿酸结石形成。尿酸结石占所有肾结石的5%~10%。高尿酸尿症可继发于高动物蛋白饮食或导致尿酸排泄增加的遗传缺陷。大多数纯尿酸结石是由总尿酸水平升高引起的，而不是由尿酸水平升高引起的。别嘌呤醇或非布司他可用于减少尿酸生成，柠檬酸钾可用于酸碱化尿液。治疗目标是pH值≥6.5，碳酸氢钠也可用于增加尿液pH值。

感染结石：这些是由尿素分解生物（变形杆菌或克雷伯菌属，但不是大肠杆菌）分解尿液中的尿素，增加氨浓度和pH值，促进鸟粪石结石的形成和生长。治疗包括控制感染，通过手术取出所有被认为感染的结石。特异性脲酶抑制剂乙酰羟肟酸在特定病例中可能有用。

枸橼酸尿症：尿枸橼酸水平不足可导致新发肾结石的

形成。枸橼酸盐相当于血清碳酸氢盐的尿液。它增加尿pH值，但它也通过与钙和镁形成可溶性复合物，特异性抑制结石晶体形成。最佳尿液水平约为>300mg/L。建议使用柠檬酸钾制剂来优化尿酸结石和酸尿症患者的尿pH值。

5.2 临床表现

肾绞痛患者通常表现为突然发作的腰痛，其特点是突然发作剧烈疼痛，疼痛从患侧腰部开始沿输尿管向下腹部、腹股沟、大腿内侧、睾丸或阴唇放射，可持续几分钟或数十分钟，甚至数小时不等。发作时常伴有恶心呕吐、大汗淋漓、面色苍白、辗转不安等症状，部分患者可有肉眼血尿，严重者可导致休克。当结石向远端迁移并接近膀胱时，患者可能会出现排尿困难、尿频、尿急或排尿困难。肾区叩击痛是肾绞痛的典型体征。

出现肾绞痛的患者可能疼痛非常剧烈，往往无法找到舒适的姿势，经常在检查台上扭动或不断踱步。输尿管结石是导致肾绞痛最常见原因，对于近期输尿管镜检查或取出双J支架后出现的肾绞痛患者，即使没有结石，也可能出现梗阻引起肾绞痛，疼痛程度与输尿管结石一样剧烈。

5.3 诊断

通过病史和体格检查、实验室检查和影像学检查相结合进行诊断。

当怀疑肾绞痛时，首先应完善尿常规和泌尿系彩超检查，一般可确定是否为肾绞痛。85%的结石患者尿液分析显示有一定程度的镜下血尿或肉眼血尿，虽然血尿存在提示结石，但没有血尿不能排除结石可能。泌尿系超声检查可用于确定肾积水、测量阻力指数和追踪较大的肾结石，但通常会漏诊<5mm的结石。

CT平扫是诊断疑似肾绞痛的金标准，敏感性为98%，特异性为100%，阴性预测值为97%。CT可以快速识别结石，提供有关结石的位置和大小以及输尿管积水、肾积水或输尿管水肿/尿外渗的信息，并可以提供有关潜在其他疼痛病因（例如腹主动脉瘤、恶性肿瘤）的信息。对于既往无肾结石病史的患者，应进行CT平扫检查以指导治疗。

CT扫描存在电离辐射，费用成本高于彩超。对于有肾绞痛病史且疼痛类似于既往梗阻性尿石症的患者，进行超声检查就足够了。虽然超声检查在检测<5mm的结石方面不如CT，敏感性（60%~76%），但可以准确检测肾积水和梗阻证据，也是评估担心肾绞痛的妊娠患者的首选方式。肾积水的程度与疼痛的强度或自发排出的可能性密切相关。一般而言，轻度至中度肾积水不会显著影响结石自发排出率，但重度肾积水提示排出率降低，可能需要早期手术干预。

5.4 治疗

治疗包括以下内容：

立即镇痛和止吐。非甾体抗炎药和阿片类药物是镇痛的一线疗法。非甾体抗炎药在肾绞痛中有两种作用方式。首先，非甾体抗炎药可减少花生四烯酸代谢物的产生，花生四烯酸代谢物介导疼痛受体，减轻肾囊扩张引起的疼痛。此外，它们会导致传出小动脉收缩至肾小球，导致肾小球滤过减少，并降低整个肾小球的静水压力。由于患者通常不能耐受口服药物，因此最常使用肠外非甾体抗炎药，例如帕瑞昔布（40mg静脉注射）。

阿片类止痛药，如硫酸吗啡（0.1mg/kg静脉注射或肌内注射）或氢吗啡酮（0.02mg/kg静脉注射或肌内注射）。是当其他镇痛措施失败可选用。阿片类药物与呼吸抑制和镇静有关，长期使用存在依赖风险。

药物排石。理论上α受体阻滞药物（例如坦索罗辛或硝苯地平）的使用可通过降低输尿管内压和扩张输尿管远端来促进结石排出。药物效果存在争议，对输尿管下段或远端的较小结石有帮助，但对输尿管近端较大的结石可能用处不大。

嵌顿性结石的处理。当疼痛不能被药物缓解或结石直径>6mm时，应考虑非药物治疗，包括体外冲击波碎石治疗、输尿管内放置支架、输尿管镜碎石术、经皮肾造瘘引流术等。

伴有尿路感染（UTI）和（或）无尿的肾梗阻是泌尿科急症，通常需要紧急减压解除梗阻，以防止感染加重出现尿脓毒症。紧急解除梗阻可选择留置输尿管支架或经皮安置肾造瘘管，并将根治性结石治疗推迟到患者病情稳定。几乎没有证据支持经皮肾造瘘术优于逆行支架置入术作为感染性肾积水的初级治疗。也无高质量证据表明输尿管支架置入术比经皮肾造瘘术并发症更多。

入院的指征包括孤立肾脏有合并明显结石、严重肾损伤、肾结石感染、顽固性疼痛或恶心、尿外渗或高钙血症危象。

大约90%<5mm的结石会在4周内排出。高达95%的>8mm的结石难以自行排出，需要干预才解决。建议在4周内对结石进行干预，即使患者无症状。对于梗阻性结石，即使30天后无症状患者也建议进行干预，因为瘢痕形成和其他并发症的风险在增加。

行为矫正和预防。增加液体摄入以增加尿量，目标是维持每天尿量2~2.5L。含钙结石和高尿钙患者应限制钠、钙的摄入量，低尿柠檬酸盐者、尿酸结石和高尿酸者应增加水果和蔬菜的摄入量，减少非乳制动物蛋白的摄入。尿酸结石形成者通常最好用柠檬酸钾（尿碱化剂）治疗，维持pH值为6.5。高尿酸排泄钙结石形成者可以从别嘌呤醇中获益。噻嗪类利尿剂适用于尿钙和复发性钙结石患者，以减少尿钙量。应鼓励高草酸尿症患者降低草酸盐摄入量

（菠菜、坚果、巧克力、绿叶蔬菜）。

建议对所有高危和复发性结石形成者进行24小时尿液检测以预防肾结石。

第六章 狼疮性肾炎

狼疮性肾炎 (lupus nephritis，LN) 是系统性红斑狼疮 (systemic lupus erythematosus，SLE) 最常见的内脏并发症，是导致系统性红斑狼疮患者死亡的主要原因，60%~80%的SLE患者临床上有肾脏受累，多数研究认为起病时肾功能损伤是预后差的重要因素。患者10年肾存活率81%~98%。近年，随着免疫抑制剂的进展，使得LN疗效不断提高，预后也得到改善。由于LN临床表现、病理表现多样化，病情程度也轻重不一，使得其对治疗的反应和预后异质性大。LN的病理学分型对于判断病情活动度及预后、制定治疗方案都具有重要价值，LN治疗方案强调充分评估患者病情后进行个体化治疗。

由于临床表现与组织学异常之间缺乏单一相关性，肾活检仍然是LN评估和治疗的基础。它可以区分病理类型，根据活动性和慢性病变明确肾脏受累的严重程度，并识别其他罕见的非LN肾病，如抗磷脂抗体相关性肾病、IgA肾病、血栓性微血管病、药物性肾小管间质性肾炎、糖尿病肾病或高血压肾血管硬化等.因此，对肾活检的综合评估可指导临床医生选择更合适的治疗策略。SLE患者应早期识别肾脏是否受累，有LN的临床表现且既往未行肾活检者，均推荐行肾活检病理检查（除非有肾活检绝对禁忌证）。SLE患者具备以下一项异常时，即可诊断为LN，包括：

（1）24小时尿蛋白定量>0.5g，或尿蛋白/肌酐比>500mg/g；

（2）细胞管型包括红细胞管型、血红蛋白管型、颗粒管型、管状管型或混合管型；

（3）活动性尿沉渣（除外尿路感染，尿白细胞>5个/HPF，尿红细胞>5个/HPF），或红细胞管型，或白细胞管型；

（4）肾小球滤过率（GFR）不明原因下降。

高危肾脏损伤发生的SLE患者（男性，青少年及血清学指标活动）应严密监测（至少3个月1次），以尽早发现肾脏损伤。

6.1 狼疮性肾炎的危险因素

1. 人口危险因素：患者的肾脏结局因种族而异，白种人预后最好，非洲人预后最差，而亚洲人的预后中等。黑人患者与西班牙裔患者结局较差，终末期肾病发生率和死亡率增加。这可能是由于增生性弥漫性LN的发生率较高，肾炎综合征伴遗传易感性介导的重度高血压，以及获得充分治疗的机会有限和治疗依从性较低。男性是肾脏结局较差的另一个既定人口统计学危险因素。

2. 临床危险因素：迄今为止，发生CKD的主要临床危险因素是基线高血压和随访期间心血管危险因素控制不佳；活检时肾病范围蛋白尿、青年、贫血和血清肌酐升高；诊断时免疫抑制治疗不足，可能导致肾脏无法完全缓解和反复肾炎发作。一项纳入381例LN患者的多中心研究显示，12个月时部分肾缓解和未控制的高血压可独立预测CKD的发生。

3. 组织病理学危险因素：一肾活检的组织病理学结果与LN的临床病程有关，Ⅱ型LN肾脏预后最好，而增殖性肾炎（Ⅲ/Ⅳ型LN）的病程更长，肾功能恶化可能性更大。Ⅴ型LN长期以来一直被认为是轻度的；然而，它可能导致严重的蛋白质丢失、肾病综合征、住院时间延长，最终导致慢性肾损害。

高活动度和慢性指数是CKD和ESRD的独立预测因素。单独考虑组织病理学变化，初始肾活检中的细胞新月体（活动性损伤）和间质纤维化（慢性损伤）具有最高的预测价值。反复肾活检时毛细血管外增生是肾功能恶化的更强预测指标，因此需要积极治疗。肾小管间质的改变（包括炎性浸润和肾小管萎缩）亦是预后不良的预测因素。过去50年对LN患者肾活检的组织学分析显示，慢性指数显著下降，这可能是由于对SLE患者肾功能的监测更严格，可能有助于改善总肾生存率。

同时，危险因素的定义仍然存在一些局限性，特别是由于活检标本评估存在观察者内部和观察者之间的差异，缺乏有效的活动性和慢性病变的临界点来预测肾衰竭或死亡，以及肾脏受累过程的波动性，某些组织学特征可能具有可逆性。

6.2 狼疮肾炎的病理分型

Ⅰ型LN在成人中的患病率为1%，在儿童中为2.3%，占所有接受肾活检的肾病综合征病例的<20%。Ⅱ型LN占所有病例的7%~22%，通常表现为单纯血尿、少量蛋白尿和肾功能正常。通常认为病变较轻，但与进一步进展为局灶性或弥漫性LN的风险相关，累积发病率为14.8%~47.4%。Ⅲ型和Ⅳ型LN（局灶性和弥漫性LN）预后最差，需要及时进行免疫抑制治疗。一项评估活检证实的LN患病率的meta分析发现Ⅳ型LN最为常见，也是进展为ESRD风险最高的一种。有15%~30%的Ⅳ型LN未达到缓解，达到缓解病例中15%~30%出现复发。Ⅴ型（膜性）LN的特征是免疫复合物（IC）沉积，主要发生在上皮下，并且经常丢失足细胞。单纯Ⅴ型LN临床表现为肾病性或非肾病性蛋白尿，血清肌酐正常或仅轻度升高，其进展为终末期肾病的几率相对较低，但伴有肾病综合征继发并发症的高发生率，如低白蛋白血症、深静脉血栓、高脂血症和感染。Ⅵ型（硬化型）LN的定义

如下>90%的硬化性肾小球，常导致肾功能受损。

狼疮肾炎的病理分型

病理分型	分型标准
Ⅰ型（轻微系膜病变型）	肾小球形态学正常，免疫荧光系膜区可见免疫复合物沉积，不伴肾损伤的临床症状。
Ⅱ型（系膜增生性LN）	系膜细胞增生或基质增加，伴系膜区免疫沉积物；电镜或免疫荧光可见孤立性上皮下或内皮下沉积物。
Ⅲ型（局灶增生性LN）	50%以下肾小球表现为毛细血管内或血管外节段或球性细胞增生，通常伴有节段内皮下，伴或不伴系膜区免疫沉积物。
Ⅳ型（弥漫增生性LN）	50%以上肾小球表现为毛细血管内或血管外节段或球性细胞增生，伴弥漫内皮下，伴或不伴系膜区免疫沉积物。
Ⅴ型（膜性LN）	光镜和免疫荧光或电镜检查显示球性或节段上皮下免疫沉积物，伴或不伴系膜病变。
Ⅵ型（晚期硬化性LN）	90%以上肾小球球性硬化，残余肾小球无活动性病变。

注：LN：狼疮肾炎；Ⅲ型或Ⅳ型LN如果光镜、免疫荧光或电镜提示肾小球上皮侧有广泛（>50%血管袢）免疫沉积物，诊断为Ⅲ+Ⅴ型LN或Ⅳ+Ⅴ型LN。

注意球性和节段性肾小球病变的数量和比例。同时需注意肾小管–间质的急性或慢性病变，对所有类型LN进行肾组织AI和CI评分。

此外，参考目前国内外多个指南及专家共识等，除以往LN病理分型外，有两类特殊类型狼疮性肾炎：

6.2.1 狼疮足细胞病 (LM)

狼疮足细胞病是一种特殊的病理类型，主要导致足细胞损伤和肾小球滤过屏障功能障碍，表现为肾病综合征或蛋白尿等，常伴急性肾损伤，起病前无NSAID等药物使用史。光镜：肾小球病变轻微或系膜增生，或局灶节段肾小球硬化，无内皮下或上皮侧免疫沉积物。节段硬化者需与增生型LN遗留的疤痕鉴别。免疫荧光：血管祥无免疫沉积物，伴或不伴系膜区免疫球蛋白和补体沉积。电镜：足细胞足突融合≥70%，可伴系膜区电子致密物沉积而无内皮下或上皮侧电子致密物沉积。LM在合并局灶节段性肾小球硬化时，发生慢性肾脏病 (chronic kidney disease, CKD) 和重度肾小管间质损伤的风险可能更高。

6.2.2 狼疮TMA

狼疮TMA指的是狼疮性血栓性微血管病，是系统性红斑狼疮 (SLE) 的一种特殊病理类型。TMA的发病机制较为复杂，涉及到多种因素，包括免疫复合物的沉积、补体系统的激活、炎症反应和细胞因子的作用等。绝大多数狼疮TMA与免疫复合物性LN并存 (如Ⅳ型和Ⅳ+Ⅴ型LN)，少部分可仅表现为肾脏TMA而无免疫复合物性LN。

狼疮TMA的临床表现多样，常见的症状包括血尿、蛋白尿、肾功能不全、血小板减少、微血管病性溶血性贫血等。肾脏是狼疮TMA最常受累的器官之一，患者可能出现急性肾衰竭、慢性肾损害等。

　　所有的狼疮性肾炎均应对穿刺肾组织进行活动性指数（AI）及慢性指数（CI）评分，指导治疗，提示预后。若AI≥11/24分，是积极使用激素冲击和免疫抑制剂治疗的指征，若CI≥3/12分，则预示着预后不良，容易进展为终末期肾脏病。

NIH狼疮肾炎活动性及慢性指数评分标准

病变指标	定义	计分
活动性指数（AI）		
毛细血管内细胞增多	毛细血管内细胞增多： <25%（1+）;25%-50%（2+）; >50%（3+）	0-3
中性粒细胞浸润/核碎裂	中性粒细胞浸润和（或）核碎裂： <25%（1+）;25%-50%（2+）; >50%（3+）	0-3
纤维素样坏死	肾小球纤维素样坏死： <25%（1+）;25%-50%（2+）; >50%（3+）	(0-3)×2
内皮下沉积物	肾小球白金耳病变和（或）透明血栓： <25%（1+）;25%-50%（2+）; >50%（3+）	0-3
细胞/纤维细胞新月体	细胞和（或）纤维细胞性新月体： <25%（1+）;25%-50%（2+）; >50%（3+）	(0-3)×2
间质炎细胞浸润	皮质区间质白细胞浸润： <25%（1+）;25%-50%（2+）; >50%（3+）	0-3
AI总分		0-24

病变指标	定义	计分
慢性（CI）指数		
肾小球硬化	球性和（或）节段硬化肾小球： <25%(1+)；25%-50%(2+)； >50%(3+)	0-3
纤维性新月体	纤维性新月体的肾小球： <25%(1+)；25%-50%(2+)； >50%(3+)	0-3
肾小管萎缩	皮质区肾小管萎缩： <25%(1+)；25%-50%(2+)； >50%(3+)	0-3
间质纤维化	皮质区间质纤维化： <25%(1+)；25%-50%(2+)； >50%(3+)	0-3
CI总分		0-12

注：足够的活检样本应包括至少10个肾小球，表中%指肾小球病变指标占肾小球的比例，或肾小管间质指标占肾小管/间质的比例。纤维素样坏死和新月体的评分加倍。NIH：美国国立卫生研究院。

目前观点：狼疮性肾炎临床表现与病理类型具有一定的对应关系，但并不完全平行，除有禁忌证者外，均应进行活检以指导预后，制定治疗方案，同时对于病情突然变化、治疗无反应、肾功能恶化、持续性蛋白尿或血尿，或排除其他诊断，可考虑进行第二次活检，但目前尚未制定标准化的方案，再次活检也不是常规治疗。

同时所有SLE患者，尤其是疑似肾脏受累的患者，都应进行抗磷脂抗体检测，因为抗磷脂综合征的肾脏表现（如血栓性微血管病（TMA））可能影响预后。对于疑似LN的患者，均应检测抗dsDNA和抗C1q自身抗体，以及补体水平（C3和C4）。

6.3 狼疮性肾炎治疗

LN治疗分为诱导治疗及维持治疗两阶段。

6.3.1 治疗原则

诱导治疗应个体化，在获得完全缓解后的维持治疗时间应至少3年。治疗过程中需要定期随访，以调整药物剂量或治疗方案、评估疗效和防治并发症。提高人和肾脏长期存活率，改善生活质量是治疗LN的最终目标。

6.3.2 疗效评估

1）完全缓解：尿蛋白正常（24小时尿蛋白定量<0.5g，或尿蛋白/肌酐比值<500mg/g，无活动性尿沉渣，血清白蛋白≥35g/L，SCr正常或升高不超过基础值的10%。

2）部分缓解：尿蛋白下降较基线值下降超过50%且24小时尿蛋白定量<3.0g，血清白蛋白>30g/L，SCr升高不超过基础值的10%。

3）治疗无反应：治疗未达完全缓解或部分缓解。

诱导治疗的目的是尽快控制肾脏的急性炎性损伤，力求达到完全缓解。治疗获得完全缓解及早期获得治疗反应的LN患者，远期肾脏预后良好。诱导治疗3个月内如果肾脏损伤加重［蛋白尿增多，血清肌酐（SCr）升高］，需及时更换治疗方案。治疗6个月获得部分缓解时可继续原方案维持直至完全缓解。治疗12个月仍未获得完全缓解的LN，应通过重复肾活检病理检查调整治疗方案。

LN的复发率高（33%~40%），复发是导致器官损害加重和预后不良的重要因素，因此，LN需要有效的维持治疗。维持治疗需要多长时间尚无确切定论，绝大多数维持期治疗的临床研究时间为3年。中国LN队列研究发现，维持治疗时间<3年是SCr倍增、ESRD或死亡的独立危险因素。大多数LN复发在治疗开始后的最初5~6年内。因此，对于大多数患者，建议在此之前不要停止免疫抑制。对于已达到持续完全肾功能缓解的患者，应考虑降低治疗效果，并应首先逐渐减量糖皮质激素（GC）。建议在完全停药之前逐渐减量免疫抑制药物。治疗时间越长，缓解期越长，治疗6年后停止免疫抑制治疗的患者复发风险降低。为此，免疫抑制治疗的持续时间应根据反应的时间和程度、无复发维持的持续时间、肾外SLE活动和患者意愿进行个体化调整因此。目前LN治疗获得完全缓解后，维持治疗时间建议至少3年。如果仅获得部分缓解或复发的LN，需要更长时间的维持治疗。除标准免疫抑制治疗外，三联免疫抑制治疗方案包括贝利尤单抗或CNI，可继续以三联免疫抑制方案作为维持治疗。

6.3.3 药物

排除禁忌证情况下，羟氯喹（HCQ）及激素应作为治疗LN的基础用药。

1）羟氯喹：在没有禁忌证的情况下，建议所有LN患者使用羟氯喹（HCQ）。HCQ的使用与降低肾脏复发，延缓ESRD和降低死亡的风险有关。根据美国眼科学会的修订声明，每日HCQ剂量不应超过5mg/kg，并应无限期地继续进行定期眼科筛查。对于GFR<30mL/min的患者，建议从发病开始调整剂量（减少50%）并每年进行一次眼部检查。

2）激素（GC）：激素的剂量及用法取决于肾脏损伤的类型、活动性、严重程度及其他器官损伤的范围和程度。活动增生性LN（Ⅲ型、Ⅳ型、Ⅲ/Ⅳ+Ⅴ型）及伴有TMA的LN，先给予大剂量甲泼尼龙静脉冲击治疗（500mg/d或750mg/d，静脉滴注，连续3d），后续口服泼尼松（或甲泼尼龙）0.5~0.6mg·kg-1·d-1。病变特别严重的患者（如新月体比例超过50%），甲泼尼龙静脉冲击治疗可重复一个疗程。其他类型LN可口服泼尼松，剂量为0.5~1.0mg·kg-1·d-1，4~6周后逐步减量。长期维持激素最好能减量至7.5mg/d以内，如果条件允许则停用。

SLE相关疾病大剂量激素治疗的指征有：快速进展性肾炎综合征，病理显示肾小球大量细胞浸润、免疫复合物沉积、伴细胞性新月体，SLE导致的严重血细胞减少、心肌炎、狼疮性肺炎、狼疮性脑病等。

3）免疫抑制剂（IS）：IS药物有助于更快地减少GC剂量，并可能防止疾病发作。药物的选择取决于当时的临床症状、患者年龄和生育潜力、安全性问题和成本。

6.3.4 具体病理分型

1）Ⅱ型LN：2019年欧洲抗风湿病联盟和欧洲肾脏协会-欧洲透析和移植协会（EULAR/ERA-EDTA）关于狼疮性肾炎管理建议中提及：Ⅱ型LN不建议进行免疫抑制；但2019年中国狼疮肾炎诊断和治疗指南中对于Ⅱ型LN推荐建议为：对无蛋白尿的Ⅱ型LN，激素剂量和其他免疫抑制药物的使用根据其他器官损伤和狼疮活动性而定。蛋白尿（0.5~3.0g/d）的Ⅱ型LN，采用口服激素（0.5~0.6mg·kg-1·d-1），或激素联合免疫抑制剂诱导，缓解后激素联合免疫制剂（硫唑嘌呤（AZA）、吗替麦考酚酯（MMF）维持；Ⅱ型LN应加强维持期治疗，建议采用激素联合AZA或MMF预防复发。复发的患者应接受重复肾活检，明确是否发生病理转型。Ⅱ型LN患者如果蛋白尿>3.0g/24h，按狼疮足细胞病治疗。

2）增生性狼疮性肾炎（Ⅲ/Ⅳ型），推荐进行免疫抑制治疗。Ⅲ型和Ⅳ型LN，推荐MMF方案、静脉注射环磷酰胺（Ⅳ-CYC）或多靶点方案作为初始诱导治疗。MMF和Ⅳ-CYC方案诱导缓解后优先选择MMF维持，多靶点诱导缓解后继续多靶点维持治疗。Ⅲ+Ⅴ型和Ⅳ+Ⅴ型LN，优先选择多靶点方案诱导和维持。

①Ⅲ型和Ⅳ型LN，尤其伴有新月体或有生育需求的LN，首选MMF诱导，缓解后继续MMF维持。MMF总疗程超

过2年后可切换为AZA维持。

②多靶点方案可作为Ⅲ型和Ⅳ型、Ⅲ/Ⅳ+Ⅴ型（尤其表现为肾病综合征）LN的首选诱导方案，不建议MMF方案作为Ⅳ+Ⅴ型LN的首选治疗方案。

③Ⅲ型、Ⅳ型LN，尤其SCr>265.2μmol/L（3mg/dl），或肾组织慢性指数高（CI>3分）时，可选择Ⅳ-CYC诱导方案，缓解后优先选择MMF维持。

④肾功能相对保留、可能足细胞广泛损伤导致肾病范围蛋白尿以及不能耐受标准剂量MPAA或不适合或不愿使用环磷酰胺为基础方案的Ⅲ型、Ⅳ型、或Ⅲ/Ⅳ+Ⅴ型LN，首选免疫抑制方案如CNI（伏环孢素、他克莫司或环孢素）。

⑤反复发作或因严重慢性肾脏病进展至肾衰竭风险者，可优选贝利尤单抗联合糖皮质激素和MPAA或小剂量环磷酰胺的三重免疫抑制方案。

⑥患者不耐受、无药和/或标准药物成本过高，可考虑硫唑嘌呤或来氟米特联合糖皮质激素等其他药物代替推荐初始药物治疗增生性LN，但替代策略可能与疗效差相关如疾病发作频率和/或药物毒性发生率增加。

⑦新型生物制剂和非生物制剂正在研发，可能为活动性LN治疗提供新选择。持续性疾病活动或初始标准治疗应答不足，可考虑利妥昔单抗。

在Ⅲ-Ⅳ型LN中，一项更新的Cochrane系统评价表明，与环磷酰胺（CY）相比，吗替麦考酚酯/麦考酚酸（MMF/

MPA）的疗效相似，但可能存在民族/种族差异，MMF可能对非裔美国人更有效。为期10年的欧洲狼疮性肾炎试验数据显示，低剂量与高剂量CY的疗效相同，低剂量方案已用于非欧洲人群。因此，推荐将MMF/MPA和低剂量CY作为初始（诱导）治疗的一线选择。MMF的推荐目标剂量现在更改为2~3g/天（MPA1.44~2.16g/天），剂量可根据耐受性/不良反应、疗效等进行调整。大剂量静脉注射CY（0.5~0.75g/m²对于临床不良（肾炎性尿沉渣和肾功能受损，GFR在25~80mL/min）或组织学（>25%的肾小球出现新月体或坏死）预后因素的患者，可考虑使用。

2019年中国狼疮肾炎诊断和治疗指南重症狼疮诊断流程

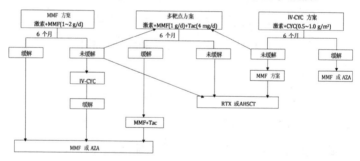

MMF：吗替麦考酚酯；Tac：他克莫司；Ⅳ-CYC：静脉注射环磷酰胺；CYC：环磷酰胺；AZA：硫唑嘌呤；RTX：利妥昔单抗；AHSCT：自体外周造血干细胞移植。重症狼疮肾炎（SEN）是以明显的全身狼疮活动，大量蛋白尿，难治性高血压，迅速发展的肾功能衰竭与多系统严重损害为特点。

3) V型LN，肾病综合征水平蛋白尿和ACEI/ARB类药物治疗后蛋白尿>1g/d）患者应进行免疫抑制治疗，以减少蛋白尿。当V类与Ⅲ类或Ⅳ类合并时，应将其视为Ⅲ类和Ⅳ类。

V型LN研究中目前没有出现高质量的证据。推荐将MMF/MPA作为首选药物，剂量与Ⅲ/Ⅳ类疾病相同。CY和CNI（尤其是TAC），后者作为单药治疗或与MMF联合使用，是替代选择。与Ⅲ/Ⅳ类LN类似，利妥昔单抗（RTX）仅用于V类LN治疗效果差者。

4) Ⅵ型LN：通常需要准备肾脏替代治疗。

5) 狼疮足细胞病：肾小球病理改变轻微或系膜增生的狼疮足细胞病推荐激素单药诱导，或激素联合免疫抑制剂诱导缓解；激素单药诱导未获缓解，或肾小球病变为局灶节段肾小球硬化（FSGS）者，应联合其他免疫抑制剂治疗。狼疮足细胞病获得缓解后推荐采用激素联合免疫抑制剂维持。反复复发者建议联合CD20单克隆抗体治疗。

6) 狼疮TMA：治疗狼疮TMA需要综合考虑多种因素，包括临床表现、实验室检查和病理变化等。治疗药物包括糖皮质激素、免疫抑制剂、抗凝剂等。如果肾功能进行性减退，或严重肾功能不全需肾脏替代治疗，除传统大剂量甲泼尼龙静脉冲击和免疫抑制治疗外，应联合血浆置换或双重血浆置换（DFPP）治疗。血清aPL阳性，或伴有APS者，应使用抗凝剂和HCQ。

7）难治性LN：对难治性LN建议进行重复肾活检，根据病理改变、血清学和临床指标调整免疫抑制治疗方案。可调整为多靶点方案、自体干细胞移植、抗CD20单克隆抗体。

8）LN患者的辅助治疗

①推荐肾素-血管紧张素-醛固酮系统阻断剂（在非妊娠患者中），在肾功能受损的情况下，需要谨慎地使用和剂量滴定。高血压应控制在<130/80mmHg；②强烈建议接种流感疫苗和肺炎链球菌疫苗；关于带状疱疹疫苗接种，现有数据表明，在狼疮患者中，减毒活疫苗的安全性是可接受的。应个体化决策，同时考虑患者年龄和免疫抑制状态，免疫抑制强度较低的患者可能更适合接种疫苗。③他汀类药物治疗应根据血脂水平以及是否存在其他心血管危险因素来考虑。④在存在高危aPL的情况下，建议使用低剂量阿司匹林进行一级预防，以平衡血栓形成与出血风险。

6.4 狼疮肾炎的监测和预后

患者应定期在中心接受评估，肾小球源性血尿或细胞管型的再现提示复发可能。同时应监测C3/C4和抗dsDNA；抗C1q抗体与活性LN的相关性最高，也可能预测复发。

6.5 狼疮肾炎中ESRD的管理

最近的研究表明，LN中ESRD的风险在15年内已降至<

10%。尽管如此，一些患者仍会发展为不可逆的肾损伤，这会增加发病率和死亡的风险。一旦接受肾脏替代治疗，疾病通常遵循静止病程，复发（肾和肾外）较少发生，但仍存在可能。在肾脏替代疗法中，血液透析和连续腹膜透析在回顾性研究中具有相似的患者生存率。相比之下，肾移植患者有较高的10年生存率；美国肾脏数据系统的数据显示，与未移植的患者相比，接受移植的LN-ESRD患者的死亡率降低了70%更新后的声明现在强调，"移植可能比其他肾脏替代选择更可取，当肾外狼疮在临床上（理想情况下，血清学上）至少6个月不活动时，应考虑移植"。目前，只有一小部分患者接受移植，尽管这种策略具有最有利的结果（腹膜透析和血液透析的10年生存率分别为76%和42%）。移植不应延迟，并且可以在存在分离的血清学活性的情况下安全地进行。移植肾中的复发性LN很少具有临床意义。移植LN患者由于既往药物暴露，发生机会性感染的风险增。

6.6 抗磷脂综合征和狼疮肾炎

抗磷脂综合征相关性肾病是一种罕见但独特的aPL诱导的血管性肾病。虽然TMA被认为是抗磷脂综合征相关肾病的标志，但TMA不具有特异性，因为在血栓性血小板减少性紫癜/溶血性尿毒症综合征、恶性高血压或补体介导的TMA中也发现了类似的病变。目前尚无对照研究指导抗磷脂综合征相关肾病的治疗。除HCQ外，还推荐使用抗血小板药物或抗凝剂（如果符合抗磷脂综合征的标准）。肾素-血管紧张素-醛固酮系统阻断可延缓疾病进展。

6.7 狼疮肾炎和怀孕

2017年EULAR关于系统性红斑狼疮和抗磷脂综合征计划生育管理的建议完全涵盖了LN背景下的妊娠问题，包括辅助生殖。在UPCR应控制在未用肾素-血管紧张素-醛固酮系统抑制剂的情况下（理想情况下为<500mg/g），由于致畸性，肾素-血管紧张素-醛固酮系统抑制剂在妊娠早期禁用。兼容药物包括糖皮质激素、AZA和CNI以及HCQ，在整个妊娠和哺乳期间应以安全剂量继续使用。停用MMF较长时间，例如在尝试受孕前6个月，有时间评估替代免疫抑制剂的耐受性和疗效。妊娠期间严重发作——对具有可接受安全性的药物无反应——值得多学科专家转诊；有时，在平衡风险/获益比后，可以考虑终止妊娠和/或使用胚胎毒性药物。

6.8 小儿LN的管理

与成人发病的系统性红斑狼疮相比，肾脏受累在儿童期更常见，通常是一种首发表现，而超过50%的患者可观察到肾脏复发。尽管儿童和成人之间存在差异诊断、治疗（儿科剂量的药物）和监测应遵循与成人疾病相同的原则。

对于处于青春期的儿童，建议制定过渡计划，以确保依从性和最佳结果。

第七章　ANCA相关性血管炎

抗中性粒细胞胞浆抗体（anti-neutrophil cytoplasmic antibody，ANCA）相关血管炎（ANCA associated vasculitis，AAV）是一系列原因不明的相对罕见的自身免疫性疾病，其特征是炎症细胞浸润导致血管坏死，AAV影响中小血管，以多系统器官受累为特征。AAV包括肉芽肿性多血管炎（granulomatosis with polyangitis，GPA，以前称为韦格纳肉芽肿病）、显微镜下多血管炎（microscopic polyangitis，MPA）和嗜酸性肉芽肿性多血管炎（eosinophilic granulo-matosis with polyangitis，EGPA，以前称为Churg-Strauss综合征）。

ANCA相关血管炎的定义

ANCA相关血管炎（AAV）	坏死性血管炎，很少或没有免疫复合物沉积，主要累及与MPO-ANCA或PR3-ANCA相关的小血管（即毛细血管、小静脉、小动脉和小动脉）。

ANCA相关血管炎（AAV）	坏死性血管炎，很少或没有免疫复合物沉积，主要累及与MPO-ANCA或PR3-ANCA相关的小血管（即毛细血管、小静脉、小动脉和小动脉）。
肉芽肿性多血管炎（韦格纳氏症）（GPA）	坏死性肉芽肿性炎症和血管炎。GPA常与胞浆ANCA和蛋白酶3（PR3）抗体有关。坏死性肉芽肿性炎症通常累及上呼吸道和下呼吸道，坏死性血管炎主要累及中小血管（如毛细血管、小静脉、小动脉、动脉和静脉）。坏死性肾小球肾炎很常见。临床表现常见破坏性鼻窦病变、肺结节和寡免疫肾小球肾炎。
嗜酸性肉芽肿性多血管炎（Churg-Strauss）（EGPA）	富含嗜酸性粒细胞和坏死性肉芽肿性炎症，常累及呼吸道，坏死性血管炎主要累及中小血管，与哮喘和嗜酸性粒细胞增多有关。当存在肾小球肾炎时，ANCA更常见。
显微镜下多血管炎（MPA）	坏死性血管炎，很少或没有免疫复合物沉积，主要累及小血管（即毛细血管、小静脉或小动脉）。可能存在累及中小动脉的坏死性动脉炎。坏死性肾小球肾炎很常见。肺毛细血管炎经常发生。没有肉芽肿性炎症。

烷基化剂使用前，AAV生存很差（如GPA中位生存期——5个月）。目前的治疗方案已逆转AAV不良预后，但治疗仍存在药物毒性的问题。最近有临床试验研究了生物和非生物免疫抑制剂治疗AAV的有效性和毒性。观察性研究也为AAV治疗策略提供有价值的观点。

7.1 临床表现

1.AAV患者的共同临床表现：可累计全身多个脏器，

包括肾、肺、呼吸道、眼、皮肤、耳、鼻、腹部脏器及心脏等。其中肾、肺、呼吸道是最常受累脏器。腹部受累较少见，仅见于10%~30%的患者，但其为预后不良的重要因素。腹部受累表现为腹痛、腹泻、便血、肠穿孔、肠梗阻和腹膜炎，少数患者亦可出现急性胰腺炎。

2. GPA最常出现耳鼻喉、上呼吸道和肺部受累，超过70%的患者以上呼吸道受累起病；超过70%的GPA患者AN-CA阳性，70%~90%为蛋白酶3（PR3）ANCA阳性。

3. MPA：肾脏是MPA最常受累的脏器，几乎见于所有患者，部分患者以急进性肾小球肾炎起病，肾脏受累的临床表现为镜下血尿和红细胞管型尿、蛋白尿，未经治疗者病情可急剧恶化，出现肾功能不全；约50%的患者肺部受累。80%以上的MPA患者ANCA阳性，大部分为核周形AN-CA（pANCA）阳性和MPOANCA阳性。

4. EGPA：以过敏性支气管哮喘、外周血嗜酸性粒细胞增多、发热和肺部浸润影为特征，既往称为变应性肉芽肿血管炎、ChurgStrauss综合征。肺部表现是EGPA最常见临床表现，包括支气管哮喘发作和多变的肺部浸润影；另一多发表现为多发性单神经炎，冠状动脉受累虽不常见，却占死亡原因的50%以上；EGPA的肾脏病变相对于GPA和MPA较为少见。

7.2 检查

1. 全身炎症反应的常见表现，有肾脏受累者可出现血尿、红细胞管型与蛋白尿；肾功能损害者血肌酐可升高；

2. 自身抗体：ANCA是AAV患者血清中最常见的自身抗体，是诊断AAV的重要依据。

3. 肺部受累可表现为胸腔积液、肺部浸润影、结节和空洞，空洞多为厚壁空洞。EGPA患者最常见的是肺部浸润影，可表现为一过性且位置多变。肺间质病变是MPA患者最常见的肺部病变。

7.3 病理表现

AAV的主要病理改变为小血管壁的炎症与坏死，表现为包括中性粒细胞、淋巴细胞、巨噬细胞等各种炎性细胞浸润及血管壁的纤维素样坏死，血管壁的纤维素样坏死是血管炎的特征性病理改变，是确诊AAV的金标准。

7.4 诊断与鉴别诊断

目前仍沿用1990年美国风湿病学会（ACR）有关GPA和EGPA的分类标准对患者作出诊断：

1. GPA：

（1）鼻或口腔炎症：口腔溃疡、脓性或血性鼻分泌物；

（2）胸部X线片异常：胸片示结节、固定浸润灶或空洞；

（3）尿沉渣异常：镜下血尿（>5个红细胞/高倍）或红细胞管型；

（4）病理：动脉壁、动脉周围或血管外部区域有肉芽肿性炎症。

上述4项符合2项即可诊断GPA。

2. EGPA：

（1）支气管哮喘；

（2）外周血嗜酸性粒细胞增多，>10%；

（3）单发或多发性神经病变；

（4）游走性或一过性肺浸润；

（5）鼻窦病变；

（6）血管外嗜酸性粒细胞浸润。

符合上述≥4项可诊断EGPA。应注意与结节性多动脉炎、白细胞破碎性血管炎、GPA、慢性嗜酸性粒细胞性肺炎等鉴别。

3. MPA：目前MPA的诊断采用的是排除性诊断：

（1）如果患者的临床表现和组织病理学改变符合系统性小血管炎，但无GPA的特征性改变，且不符合EGPA分类标准者；

（2）临床表现符合系统性小血管炎，无病理学证据，无GPA的特征性临床表现，且不符合EGPA的分类标准，但肾脏活检符合肾脏血管炎表现（包括局限于肾脏的血管炎）且血清PR3-ANCA或MPO-ANCA阳性者；

以上两项满足1项可诊断MPA。

7.5 治疗

AAV常在短时间内引起不可逆脏器损害，且基本无自发缓解可能，一般原则是快速诊断，快速干预。

7.5.1 活动性肉芽肿性多血管炎/显微镜下多血管炎 (GPA、MPA)

7.5.1.1 药物治疗

诱导缓解治疗的药物是糖皮质激素（以下简称激素）联合免疫抑制剂。激素是AAV诱导缓解的一线治疗药物，目前多个指南推荐诱导缓解治疗建议AAV患者接受治疗的前6个月使用糖皮质激素的减量方案，而不是糖皮质激素的标准剂量方案（强推荐）。

本文采用美国风湿病学会/血管炎基金会发布2021年抗中性粒细胞胞质抗体相关血管炎管理指南推荐处理处理流程：

GPA、MPA和EGPA推荐和未分级声明术语定义

术语	定义
疾病状态	
活动性疾病	新发、持续或恶化GPA、MPA或EGPA临床症状和/或体征，与既往损伤无关
严重性疾病	有危及生命或器官的血管炎表现（如肺泡出血、肾小球肾炎、中枢神经系统血管炎、多发性单神经炎、心脏受累、肠系膜缺血、肢体/手指缺血）

术语	定义
疾病状态	
非严重性疾病	无危及生命或器官的血管炎表现 （如皇窦炎、哮喘、轻微全身症状单纯皮肤疾病、轻度炎性关节炎）
缓解	免疫抑制治疗期间或之后，无GPA、MPA或EGPA临症状况或体征
难治性疾病	尽管进行了适当的免疫抑制治疗，但活动性疾病仍持续存在
复发	缓解后活动性疾病复发

7.5.1.1.1 重症治疗

1）诱导缓解阶段：利妥昔单抗优于环磷酰胺；

激素快速减量优于标准减量

若未缓解，调整为另一种诱导缓解方——利妥昔单抗或环磷酰胺。优于联合用药！

如果缓解，进入维持缓解阶段。

2）维持缓解阶段：使用利妥昔单抗，甲氨蝶呤或硫唑嘌呤，吗替麦考酚酯或来氟米特。若患者未复发，根据患者情况决定治疗疗程。

3）若患者复发：

①使用利妥昔单抗维持缓解严重复发：再次诱导缓解——环磷酰胺优于利妥昔单抗；

②非利妥昔单抗维持缓解严重复发：再次诱导缓解——利妥昔单抗诱导。

7.5.1.1.2 非重症治疗

1）诱导缓解阶段：首选糖皮质激素+环磷酰胺，另外治疗方案包括糖皮质激素+利妥昔单抗、糖皮质激素+硫唑嘌呤、糖皮质激素+吗替麦考酚酯、单用糖皮质激素。

若未缓解，考虑更换为其他诱导缓解方案。

2）维持缓解阶段：

①环磷酰胺、硫唑嘌呤或吗替麦考酚酯达到缓解，维持治疗。

②利妥昔单抗或环磷酰胺达到缓解，利妥昔单抗、甲氨蝶呤、硫唑嘌呤或来氟米特维持缓解。

③若患者未复发，根据患者情况确定治疗疗程。

3）若患者复发：考虑更换为其他诱导缓解方案。

7.5.1.2 血浆置换

目前各个指南对于AAV是否需进行血浆置换意见不一致。大部分指南推荐：

1）无论是否伴有肺出血，建议ESRD低风险或中低风险的AAV患者仅使用免疫抑制剂，而不增加血浆置换治疗（弱推荐）；

2）无论是否伴有肺出血，建议ESRD中高风险或高风险，或需要透析的AAV患者接受免疫抑制剂联合血浆置换治疗，而不是仅使用免疫抑制剂（弱推荐）；

3）对于伴有肺出血的AAV患者，如果没有肾脏受累表现，建议仅进行免疫抑制治疗，而不增加血浆置换治疗

（弱推荐）；

4）抗肾小球基底膜疾病合并GPA或MPA，仍推荐血浆置换。

7.5.2 嗜酸性肉芽肿性多血管炎（EGPA）

EGPA的治疗原则大体同GPA和MPA，但由于EGPA的大规模临床研究较少，因此支持相关治疗的证据较少。近年来有研究发现，白细胞介素（IL）5在EGPA的发病中起重要作用。已有高质量临床研究证实，人源化IL-5单克隆抗体——美泊利单抗（mepolizumab）可有效治疗EGPA，降低EGPA复发率，减少激素用量，对难治性EGPA可考虑使用。

7.6 预后

如果未经治疗，AAV的预后较差，平均存活时间仅6个月。免疫抑制剂的治疗使AAV的预后大为改观，尤其是激素联合免疫抑制剂治疗大幅改善了AAV患者的预后。AAV患者的预后取决于受累脏器与严重程度，尤其是肾脏和肺脏病变的严重程度。目前采用的是更新的5因子评分对AAV的预后进行预测，即年龄大于65岁、心功能不全、肾功能不全（血肌酐≥150μmol/L）、严重的胃肠道受累（肠穿孔、消化道出血、胰腺炎）和缺乏耳鼻喉受累，每出现一个危险因子，患者的生存率即明显下降。据文献报道，GPA的5年存活率为74%~91%，MPA的5年存活率为45%~76%，EGPA的5年存活率为60%~97%。

第八章　抗肾小球基底膜病

抗肾小球基底膜（glomerular basement membrane，GBM）病是一种罕见却危及生命的自身免疫性疾病，每年每百万人中可出现1~2例，发病年龄以30岁及70岁左右多见，有肺损伤参与的抗GBM病在男性更多见（约80%），且通常发生在第二个十年。单独出现的抗GBM肾炎没有明确的男性倾向，也可发生于老年人。它是由针对基底膜固有抗原的循环自身抗体在肺泡和肾小球基底膜中的沉积引起的。诱导自身抗体形成的确切机制尚不清楚，但可能是环境因素、感染或对肾脏和肺部的直接损伤可能会引发遗传易感个体的自身免疫反应。通常累及肾脏和肺部的毛细血管，临床主要表现为I型急进性肾小球肾炎（RPGN）和（或）肺出血（Goodpasture综合征），病情凶险，如果不治疗，几乎所有的患者都会导致肾衰竭，并有很高的死亡率。在Goodpasture′s综合征病人中，免疫抑制剂未应用前死亡率为96%，而在免疫抑制剂使用的情况下致死率也在47%。大多数患者死于呼吸衰竭。该类疾病治疗的基石是快速清除致病抗体，抑制其产生防止肾脏和肺的进一步损伤。

8.1 病因

该病的发生与基因及环境因素密切相关。HLA-DRB1*1501及DRB1*1502基因阳性群体为遗传易感人群；感染、吸烟、碳氢化合物、甲醛等外界因素的刺激可打破易感人群的免疫耐受机制并激发异常自身免疫反应，最终产生大量致病性抗GBM抗体，该抗体主要识别肾脏及肺泡基底膜上Ⅳ型胶原α3链的非胶原区1-α3（Ⅳ）NC1。抗GBM抗体广泛分布于血清、肾脏及肺泡基底膜，其滴度、亲和性以及亚类与疾病的严重程度密切相关。由于该病发病率较低，临床表现不典型，实验室检查结果无特异性，因此早期准确诊断的难度显著增加。

8.2 临床表现

该病受累器官为肾脏及肺，当仅有肾脏受累时表现为急进性肾小球肾炎，肾功能在数天或数周内急剧减退，伴少尿、无尿、蛋白尿、血尿、容量负荷过重、腰痛等表现；肺部受累时约40%~60%的患者出现弥漫性肺泡出血，以吸烟青年男性多见，多表现为咳嗽、咯血、呼吸困难，当患者出现无法解释的缺铁性贫血时需警惕是否合并弥漫性肺泡出血；肾脏及肺双重受累时称为"Goodpasture综合征"，患者往往同时出现急进性肾小球肾炎及弥漫性肺泡出血的相关表现，不到10%的患者表现为孤立性肺部受累。

8.3 病理表现及影像学检查

肾脏：光镜下可见壁层上皮细胞大量增生导致新月体形成，约80%的患者新月体数超过50%，部分患者还可见急性肾小管损伤，肾间质纤维化及肾小管萎缩，肾小管腔内可见红细胞管型。免疫荧光染色可见IgG、C3沿肾脏基底膜呈线性沉积的典型表现；但部分糖尿病、严重肾病综合征、系统性红斑狼疮、副蛋白血症及肾移植后的患者行肾活检后也可见IgG及C3沿肾脏基底膜呈线性沉积，需注意鉴别。部分患者因肾小球损害严重，或在原先肾小球疾病的基础上再反抗GBM病，导致除IgG及C3外的免疫球蛋白、补体形成的免疫复合物沉积于肾基底膜时干扰显像，对组织进行免疫荧光染色后常难以发现典型的线性沉积表现。双阳性患者肾脏病理表现为新月体肾炎，免疫荧光特征性改变为不典型IgG、C3呈颗粒状沿GBM线样沉积；AAV患者肾脏受累时病理表现为局灶、节段性肾小球毛细血管襻坏死、新月体肾炎及肾小球之外的肾小动脉纤维素样坏死，免疫荧光特征表现为寡免疫复合物沉积。

合并弥漫性肺泡出血的患者影像学检查无特异性表现，弥漫性肺泡出血诊断通常是临床诊断，通过高分辨率CT来确诊。支气管镜检查和肺功能检查可能有用，但不是必需的，且在危重和病情不稳定的患者中很难实施。

8.4 诊断

抗GBM抗体病的临床表现不具特异性，其诊断主要依赖血清或组织中检测出抗GBM抗体。

抗体滴度<100RU/ml在各种疾病类型中均有分布，在非抗GBM抗体病中多见于狼疮性肾炎、抗中性粒细胞胞浆抗体（antineutrophil cytoplasmic antibodies，ANCA）相关性血管炎（AAV）和IgA肾病；同时。研究发现约10%的抗GBM病患者血清中抗GBM抗体呈阴性。约1/3的抗GBM病患者血清中抗GBM抗体与ANCA双阳性（以P-ANCA阳性多见），两者在疾病的发展过程中谁起主要作用尚不清楚。准确鉴别双阳性患者与合并抗GBM抗体阳性的AAV患者对初始治疗方案的制定意义重大。

因此完全依赖血清学中抗GBM抗体检测来诊断抗GBM抗体病将导致漏诊或误诊，此时组织学活检显得尤为重要。

当高度怀疑患者为抗GBM抗体病而其血清致病性抗体检测为阴性时，患者无肾活检禁忌证，建议行肾穿刺活检以进一步明确诊断。因此，当血清学检测不明确时，肾活检的作用显得尤为重要。

8.5 治疗

KDIGO指南指出：诊断一旦确定，抗GBM病的初始治疗应当立即实施；若为高度怀疑，在等待确诊的同时需优先给予大剂量糖皮质激素联合血浆置换的初始治疗。目前抗GBM病的推荐治疗方案为血浆置换联合糖皮质激素及免疫抑制剂，部分患者还可根据病情加用激素冲击治疗；当患者进展为ESRD时需行肾脏替代治疗对于所有疑似急进性肾小球肾炎（RPGN）患者应立即开展抗GBM并治疗。

　　早期、强化治疗是挽救肾脏的重要策略。血浆置换是首选治疗，可及时有效地清除患者体内的抗肾小球基底膜抗体，提高生存率，改善肾脏预后。血浆置换联合糖皮质激素可使抗体水平在6h内迅速下降，6个月内无透析生存率为67%。如果患者有肺泡出血，或近期接受过肾活检，则需补充新鲜冰冻血液。免疫抑制疗法应在确诊后起始，或至少排除患者存在感染。血浆置换应持续至抗GBM抗体检查为阴性。

　　在接受血浆置换和免疫抑制治疗的患者中，抗GBM抗体的形成在几个月和几周后自然停止。抗GBM病复发率<5%，无需维持性治疗，但是碳氢化合物暴露会增加患者复发的风险，因此强烈建议戒烟。当抗GBM抗体持续阴性，肾移植复发率非常低。

8.6 影响预后因素

　　年龄、基础疾病、是否依赖透析、发现初始肌酐水平、合并ANCA阳性、肾脏病理改变等。

第九章 水、电解质紊乱

临床工作中常常遇到各种危及生命的水、电解质紊乱，肾脏相关的包括极急性左心衰、严重容量不足，高钾血症、高钠血症、低钾血症、低钠血症、高钙血症等等。

水、电解质紊乱机制包括：（1）抗利尿激素分泌异常综合征（SIADH）。患者均存在非渗透性刺激ADH释放的各种因素，有些可能并非被临床医师所察觉，如有效循环血容量的减少、缺氧、疼痛、恶心、应激、水肿状态。

（2）肾、肝、脑等脏器对水、电解质调节功能障碍。

（3）细胞膜、血管壁通透性改变，引起血管内外和细胞内外水电解质分布异常。

（4）机体整体抗利尿/抗利钠和利尿/利钠机制的失衡。前者是抗利尿激素、肾素、血管紧张素、醛固酮系统和内皮素；后者包括促肾上腺皮质激素、心脏的心房利钠肽、脑利钠肽、血管内皮血管利钠肽系统和前列腺素E2。

9.1 水代谢紊乱

临床中容量负荷问题经常遇见，一些前瞻性研究揭示了容量负荷与不良结局间可能的因果关系，同时一些随机对照试验揭示了避免容量负荷可以减少不良结局的发生。

一般指循环血量紊乱，包括：失水和水潴留。失水系摄入不足、过度丢失和分布异常引起的低容量，即脱水状态。多发生休克、严重腹泻、呕吐和重度烧伤、高热等。循环中水潴留发生原因包括机体抗利尿激素分泌过多和肾血流不足，不能正常排出水分。前者见于急性感染或应激状态（如外伤、大手术）、疼痛等；后者如肾上腺皮质功能不全、严重充血性心衰、肾衰等。其中高血容量伴低钠血症常可因静脉补充低渗维持液所致。一般认为危重症病理生理机制中，在容量和渗透压平衡发生矛盾时。机体优先维持循环容量稳定。

失水处理应补充累积损失量和维持生理需要量两方面。

AKI患者由于肾脏排泄功能受损，体内多余的水分难以排出，故而最容易发生容量负荷，而容量负荷反过来也会对肾功能造成损害。研究表明少尿型AKI患者由于肾脏排泄功能受损更重，容量负荷往往更重，预后也相对较差。在循环衰竭的危重患者，补液常常被作为重要的治疗措施。血压的维持是由有效循环血量、心输出量、外周血管阻力共同决定，而补液仅仅可能起到补充血容量的作用，对整个循环复苏不一定有效，同时危重患者中有全身炎性反应

（SIRS）发生，机体释放的多种炎性介质使毛细血管通透性增高，静脉补充的液体往往很快进入组织间隙形成组织间液，其扩充血容量的作用是有限的，而大量组织间液的积聚可造成各种组织器官水肿、静脉压增高、血流灌注下降和功能受损，故此时大量补液往往无效甚至有害。对于肾脏而言，容量负荷过重会导致肾静脉压增高、肾间质水肿、肾血流灌注降低，并可激活肾素-血管紧张素系统，均不利于AKI患者肾功能的恢复，研究表明少尿型AKI患者由于肾脏排泄功能受损更重，容量负荷往往更重，预后也相对较差。目前越来越多的证据表明，过量补液在危重患者，尤其是在AKI患者中容易造成容量负荷，而后者是影响预后的独立的危险因素。在危重患者的救治中，应在确保补液能够改善组织灌注的前提下谨慎选择补液策略，防止造成未达到容量复苏目的的反而造成容量负荷的利大于弊的局面。一旦出现严重容量负荷，在有条件的情况下，应早期开始CRRT等治疗。

9.2 电解质紊乱

1. 钠离子：作为细胞外主要阳离子，对细胞外液的容量和渗透压具有举足轻重的作用，对酸碱平衡亦发生明显影响。机体钠代谢异常表现低钠和高钠血症。首先应明确低钠血症不完全反映机体缺钠，高钠血症也可同时存在机体缺钠状态，要结合原发病和是否失水来考虑诊断。休克时常表现为低血钠、高血钾、高乳酸性代谢性酸中毒；肿瘤、遗传代谢和肝脏等急性和慢性疾病则常呈现低钠血症伴机体缺钠；中枢神经系统疾病和重症肺炎、外科手术后可因抗利尿激素分泌异常而呈现稀释性低钠血症。轻度高钠血症在高渗脱水和心肺复苏应用较大剂量碱性液体时发生；在极严重多脏器衰竭、中枢性尿崩症中也可发生高钠血症伴机体缺钠。对高钠血症或低钠血症患者在纠正过程中应严密监测其神经功能状态，一般情况下纠正血清钠应缓慢，注意在48小时内逐步控制血清钠绝对值变化，避免发生矫枉过正。

低钠血症：通常是体内水负荷相对较钠水平增加，大多数患者有肾排泄功能降低，同时不断摄入水分。治疗原则：主要是补充钠和减少血管内水分。无症状的低钠血症应逐渐纠正，通常以每小时增加0.5mmol/L钠离子的速度进行补充，在第1个24小时内最多增加10~15mmol/L。过快纠正低钠血症可能会引起脱髓鞘病变。如果患者出现神经症状，则应立即给予3%氯化钠溶液静滴，使下血钠每小时上升1mmol/L，直至神经症状得以控制，随后以每小时0.5mmol/L的速度继续升高血清钠浓度。

高钠血症：治疗高钠血症很重要的一方面是治疗原发病以制止水分进一步丢失，同时补充水分，对低血容量患者必须补充生理盐水来恢复其细胞外液容积。补水方法应根据患者的临床状况而定，对病情稳定、无症状，通过口服或鼻胃管补液较为安全有效，如果这样做困难或患者的临床状况需要，可予5%葡萄糖及0.45%氯化钠溶液静脉滴注，应随时注意患者的血钠水平和神经功能以防止纠正过快。

2. 钾离子：血清钾亦可以升高钾的生理用为维持新陈代谢、维持细胞内外渗透压和酸平衡、保持神经肌肉应激性、维持心肌收缩运动的协调性。跨细胞膜的钾浓度梯度决定了神经和肌肉细胞的兴奋性，心肌细胞血清钾浓度的轻微变化就能对心脏节律和功能产生明显的影响，所有电解质中只有钾浓度快速变化可引起危及生命的后果，在治疗和判断高钾血症或低钾血症时一定要注意pH值变化对血清钾的影响。

低血钾原因有摄入不足、呕吐和胃肠引流等丢失，碱中毒时钾向细胞内转移以及大量利尿剂应用。临床表现与缺钾的程度和发生速度有关。处理原则：减少钾离子的进一步丧失，并给予补钾。当发生心律失常或严重低钾血症时应静脉补钾，在急诊情况下可以根据经验紧急补充、钾，有指征时，最大静脉补钾量可达10~20mmol/h，同时予以连续的心电图监测，可由中心或周围静脉补钾，如果使用中心静脉补钾，溶液中钾离子浓度可以较高。

高钾血症原因：①药物：储钾利尿剂、ACEI/ARB类药物，非甾体类消炎药、补钾剂；②终末期肾病；③肌肉分解–横纹肌溶解；④代谢性酸中毒；⑤溶血；⑥肿瘤溶解综合征；⑦醛固酮减少症：Addison病，低肾素血症；⑧Ⅳ型肾小管酸中毒；⑨其他：如高钾性周期性麻痹。紧急处理包括：纠正酸中毒、快速利尿、比例糖水（胰岛素：葡萄糖1：4~6），静脉使用钙剂（稳定心肌），环硅酸锆钠等，当血钾>6.5mmol/L，可行急诊血液透析。

3.钙离子：钙是体内含量最多的矿物质，是维持骨骼和神经肌肉功能、影响心肌收缩功能的重要元素之一。细胞外液中的钙离子1/2与白蛋白结合，另一半则是具有生物学活性的离子形式存在。在细胞膜上钙可以拮抗钾和镁的效应，因此钙剂是治疗高钾血症和高镁血症的有效方法，钙浓度受甲状旁腺激素和维生素D的严密调控。

低钙血症：钙交换有赖于钾和镁的浓度，因此治疗过程中这3种电解质均参与，对于急性、症状性低钙血症，应积极静脉补钙，同时必须纠正钾、镁和pH值异常。

高钙血症90%以上的高钙血症是由原发性/继发性甲状旁腺功能亢进和其他恶性疾病所致。如果高钙血症是由恶性疾病所引起的，应判断患者的预后与当时状况。其他情况应立即措施使尿中钙排出增多。对心血管功能和肾功能基本正常的患者以300~500mmol/h的速度静滴生理盐水直至脱水状态纠正产生多尿.排尿量>200~300ml/h，液体补充足够后，生理盐水输液速度减至100~200mmol/h多尿过程会进一步降低血钾和血镁浓度，增加高钙血症诱发心律失常的危险性，因此应严密监测并维持血钾和血镁水平。在心力衰竭和肾脏功能不全患者，血液透析是快速降低血钙的有效方法之一，在严重情况下还可以使用螯合剂。

第十章 血栓性微血管病

血栓性微血管病（Thrombotic Microangiopathy，TMA）是由多种原因所致的一组因微血管病性溶血性贫血（microangiopathic hemolytic anemia，MAHA）、血小板减少、缺血性器官受累为临床特征的急性临床病理综合征。主要分为两大类：血栓性血小板减少性紫癜（thrombotic thrombocytopenic purpura，TTP）及溶血尿毒综合征（hemolytic uremic syndrome，HUS）。TMA发病机制多样，而病理及临床表现类似。需要及时对TMA进行检查和经验性治疗，以降低相关的发病率和死亡率。临床实践中，局限于肾脏的TMA并不少见，但其诊断困难，经常延迟靶向治疗时机。

10.1 病因

血栓性微血管病的病因复杂，可能涉及多种因素。其中，遗传因素、免疫因素、感染因素和药物因素等都可能参与发病。

1. ADAMTS13介导的TMA—TTP：分为先天性（cTTP）

及免疫相关（iTTP）

2. 补体介导的TMA—aHUS-（atypical HUS）：先天性、免疫相关

3. 凝血介导的TMA—纤溶酶原（PLG）、血小板调节素（THBD）和二酰基甘油激酶ε（DGKε）的致病变异）

4. 代谢相关（钴胺素代谢缺陷）

5. 感染相关TMA

——细菌：产志贺毒素大肠杆菌、肺炎链球菌、空肠弯曲杆菌、肺炎克雷伯菌

——病毒：流感病毒、HIV、EBV、CMV、BK病毒、细小病毒B19、SARS-CoV-2

——真菌：组织胞浆菌病

6.妊娠相关性TMA——触发 TTP、aHUS、灾难性抗磷脂综合征（CAPS）

——先兆子痫

——HELLP（溶血、肝酶升高和血小板降低）综合征

7. 药物诱发的TMA

——免疫介导：①通过针对血小板/中性粒细胞的药物触发抗体：吉西他滨、奥沙利铂、甲氧苄啶-磺胺甲恶唑、奎宁、万古霉素；②通过针对ADAMTS13的自身抗体：噻氯匹定

——非免疫介导：①化疗：阿仑珠单抗、吉西他滨、丝裂霉素C、长春新碱、多柔比星、喷司他丁、VEGF抑制

剂、酪氨酸激酶抑制剂、蛋白酶体和检查点抑制剂；②免疫抑制治疗：钙调磷酸酶抑制剂、西罗莫司、干扰素β；③抗生素：环丙沙星、左氧氟沙星、甲硝唑、呋喃妥因、青霉素；④其他：可卡因、雌激素/黄体酮、抗炎药、羟吗啡酮、辛伐他汀

8. 移植相关TMA

1）固体器官

2）造血干细胞移植

9. 恶性肿瘤相关TMA

1）实性：乳腺癌、胃癌、肺癌、卵巢癌、前列腺癌和尿路上皮癌

2）血液学：骨髓和淋巴组织增生性、单克隆丙种球蛋白病（骨髓瘤、MGRS）和POEMS

10. 自身免疫性疾病

1）抗磷脂综合征（APS），包括CAPS灾难性抗磷脂抗体综合征

2）硬皮病肾危象（SRC）

3）系统性红斑狼疮

4）原发性肾小球肾炎和血管炎（活检时观察到）

5）干燥综合征、类风湿性关节炎、皮肌炎

11. 高血压急症

12. 其他：噬血细胞性淋巴组织细胞增多症、镰状细胞病、Castleman disease等。

10.2 病理生理机制

血栓性微血管病的病理生理机制主要涉及内皮细胞损伤、凝血机制异常和炎症反应等方面。内皮损伤伴有血小板活化和消耗，可导致微血管血栓形成、组织缺血和随后的终末器官损伤。当红细胞（RBC）通过充满血栓形成的微血管系统时，产生MAHA的特征，包括破碎红细胞和血小板减少，结合珠蛋白降低和间接胆红素升高反映了红细胞破碎。虽然乳酸脱氢酶（LDH）升高与红细胞破坏有关，但显著升高反映组织缺血。血尿、蛋白尿和高血压常见于肾脏受累。

10.3 临床表现

血栓性微血管病的表现多样，主要取决于受累器官和程度。常见的临床表现包括溶血性贫血、血小板减少、尿中出现红细胞、神经精神症状等。这些症状可能会同时出现，也可能单独出现。

TMA的全身表现（即MAHA和血小板减少症）不是诊断TMA的必要条件。在临床实践中，局限于肾脏的TMA并不少见。孤立性肾TMA病变可能更常见于肾小球肾炎如ANCA相关性血管炎、IgA肾病）、实体器官移植（如钙调磷酸酶抑制剂或抗体介导的排斥反应）和药物诱导的TMA。尽管内皮损伤是TMA发生的核心，但在许多TMA综合征中观察到对特定血管床（包括肾血管系统）的偏好，同时器官受累模式可能受到病理生理学遗传因素的影响。

TMA的组织学变化是多变的，而且可能发生变化，肾小球或小动脉血栓具有特异性，在肾小球中，内皮病（尤其是妊娠相关综合征）和系膜溶解征也是典型的。破碎红细胞可见于任何病例。尽管组织学改变的类型对任何病因都不是特异性的，但肾小球血栓在CM-TMA中更常见，小动脉改变在SRC和高血压相关TMA中通常很突出。

10.4 TMA肾脏病理

TMA共同的病理特点：

1. 光镜：急性期肾小球内皮细胞增生、肿胀，毛细血管腔内出现破碎红细胞、纤维蛋白或血小板性血栓，基底膜增厚，毛细血管腔狭窄或闭塞，偶可见系膜溶解现象及毛细血管腔充血表现；疾病后期基底膜出现双轨征，继发性肾小球缺血表现，如毛细血管壁皱褶、增厚，固缩，肾小球节段性硬化；肾血管内皮细胞或内膜肿胀、增宽，常可见纤维素样血栓和坏死，管壁增厚并狭窄，甚至形成葱皮样结构。

2. 免疫荧光：无特异表现，可有纤维蛋白和或IgM在肾小球、肾血管毛细血管壁沉积。

3. 电镜：肾小球内皮细胞肿胀、内皮细胞下间隙增宽，内皮细胞下稀疏的类似绒毛样致密物沉积，偶有纤维样物质沉积，伴肾小球毛细血管壁增厚，常可见含有血小板或纤维蛋白以及变形红细胞的血栓，足细胞足突不同程度融合；肾血管内膜肿胀、增宽，亦可形成如肾小球内皮细胞下类似的颗粒样电子致密物。

鉴别诊断：根据不同的临床病史及实验室检查进行逐一鉴别，必须结合临床和病理进行综合诊断，如表现为主要以毛细血管内血栓形成的病变时，需注意鉴别冷球蛋白血症相关性肾损害；如表现为基底膜双轨征时，需注意鉴别膜增生性肾炎、乙肝相关性肾炎等疾病。

10.5 诊断及治疗

血栓性微血管病的诊断主要依赖于临床表现和实验室检查。实验室检查中，溶血性贫血、血小板减少和肾功能不全等是常见的异常指标。此外，凝血功能检查、免疫学检查和组织活检等也有助于诊断。优先考虑的是识别符合TMA的临床综合征，并通过检查血涂片来验证MAHA的存在。一旦确诊MAHA，消除感染、恶性肿瘤或自身免疫性疾病等全身性病因是首要任务；在诊断早期，病史和易于获得的临床检查以排除这些病因是普遍需要的。

（一）TTP

TTP主要特征为严重的血小板减少症，MAHA和（或）不同程度的缺血性器官损伤（特别是脑、心脏和肾脏）。典型者为临床"五联征"，即MAHA、血小板减少、神经精神异常、发热及肾脏损害。

近年来，随着对TTP研究的深入，TTP发病机制日渐明确，主要涉及ADAMTS13基因突变或ADAMTS13抗体的产生导致其活性下降，进而形成超大vWF多聚体、血小板血栓等。

临床上将TTP分为遗传性（先天性）和免疫相关TTP。遗传性（先天性）TTP主要是因ADAMTS13基因突变或缺乏，导致该酶活性严重下降（活性<5%），通常有应激、感染、妊娠等诱因。免疫相关TTP多因体内存在ADAMTS13自身抗体（酶抑制物）导致ADAMTS13活性下降（活性<10%），部分也可表现为ADAMTS13活性正常或轻度下降。

1. TTP临床表现：经典的TTP五联征临床现仅占20%~40%，且多出现在病程晚期；TTP"三联征"临床多见，占60%~80%；TTP早期可能仅表现"二联征"（血小板减少+MAHA）。鉴于早期死亡风险较高，临床医生不应在满足所有标准之前延迟治疗。不明原因的血小板减少症和MAHA足以怀疑TTP，并开始可能挽救生命的治疗。同时应尽快检测血浆ADAMTS13活性及其抑制物（自身抗体），同时寻找或排查HUS及其他因素导致的TMA。

2. 实验室检查：

（1）TMA常规检查：血小板减少至<150×109/L或下降幅度>25%，凝血功能正常；血红蛋白极度下降，网织红细胞升高；结合珠蛋白降低、间接胆红素升高、乳酸脱氢酶升高、外周血破碎红细胞>1%；Coombs试验阴性。（2）血浆ADAMTS13活性及抑制物（自身抗体）检测：血浆中ADAMTS13活性显著下降（<10%）。此外，在遗传性TTP常可检测到ADAMTS13等位基因的突变，在特发性TTP中常检测到ADAMTS13自身抗体（多为IgG，IgM、IgA少见），但也有一部分患者检测不到ADAMTS13自身抗体，机制尚不清楚；继发性TTP患者较少发生ADAMTS13活性下降或缺乏。血浆ADAMTS13活性及抑制物（自身抗体）检测是TTP十分重要的生物学检测手段，应积极创造条件送检。另有学者建立了一种PLASMIC评分诊断模型，在无ADAMTS13检测结果时可辅助诊断TTP。最近研究还发现在TTP急性期，ADAMTS13与其自身抗体结合的构象位点是开放的，而在缓解期其构象位点是关闭的。检测ADAMTS13构象的变化，可助于TTP的诊断与预后判断。

3. TTP治疗

1）免疫相关TTP

①血浆置换（PE）：PE为TTP首选的治疗方法。PE被用于治疗TTP后，患者生存率从<10%提高到80%~90%。我国血液病专家共识建议置换液采用新鲜血浆或新鲜冰冻血浆，置换量推荐为每次2000ml（或为40~60ml/kg），1次/d，直至症状缓解，血小板计数和LDH恢复正常，以后可逐渐延长治疗间隔。继发性TTP患者PE治疗常无效，其治疗重点

是处理原发疾病。

注：临床有效三个证据：血小板计数≥150×109/L，乳酸脱氢酶<正常上限的1.5倍，无新发或恶化器官缺血的临床证据。

②糖皮质激素：糖皮质激素可稳定血小板、内皮细胞膜，减轻血管内皮损伤；抑制巨噬细胞活性，减少其对血小板、红细胞破坏；抑制淋巴细胞，减少自身抗体的产生。ADAMTS13抗体阳性的获得性TTP常需在PE的同时予以糖皮质激素及其他免疫抑制剂治疗，并可取得较好疗效。文献报道在TTP急性期使用大剂量甲泼尼龙（10mg·kg-1·d-1，静脉滴注3d后改为2~2.5mg·kg-1·d-1）比常规剂量（1mg·kg-1·d-1）治疗效果好，但目前尚未有临床随机对照试验证明PE联合糖皮质激素治疗效果优于单独PE治疗。我国2012年TTP专家共识建议对发作期TTP辅助使用甲泼尼龙（200mg/d）或地塞米松（10~15mg/d）静脉滴注，3~5d后过渡至泼尼松（1mg·kg-1·d-1），直至病情缓解。需指出的是，对ADAMTS13基因突变所致的遗传性TTP，糖皮质激素治疗常无效，临床上应从严把握其适应证。

③利妥昔单抗（rituximab）：利妥昔单抗为B细胞表面抗原CD20的单克隆抗体，可直接诱导B细胞凋亡，减少抗体产生。利妥昔单抗联合PE治疗可加快获得性TTP患者ADAMTS13活性的恢复以及ADAMTS13抗体的清除，对难治和复发性特发性TTP有一定疗效，可减少复发。多个指南建

议利妥昔单抗的推荐剂量为每周375mg/m²，连续应用4周。

④靶向治疗：最近，Caplacizumab已被引入用于治疗TTP患者。Caplacizumab是一种靶向vWF并防止其与血小板相互作用的人源化单克隆抗体，在2项多中心随机对照研究显示血液学反应快速、重症率降低和住院时间缩短后，被批准用于治疗急性TTP，可减少大型VWF多聚体与血小板之间的黏附。

难治性TTP是指在5个疗程的PE后没有临床反应或在接受标准治疗时出现初始反应后下降的病例，此类情况应首先回顾TMA的病因并寻找任何其他导致疾病的因素，例如感染。还有其他药物已用于难治性病例，如长春新碱（VCR），其能改变血小板膜上糖蛋白受体，阻止vWF多聚体附着，从而抑制血小板聚集，主要用于难治性TTP的辅助治疗、PE治疗失败或反复复发者。日本指南推荐用量为1mg/d静脉滴注。另外如硼替佐米和硫唑嘌呤等药物，脾切除术也已使用。

TTP患者发生静脉血栓栓塞（VTE）和动脉血栓形成的风险增加。一旦血小板计数高于50×109/L预防性低分子肝素可用于静脉血栓栓塞预防，此外还可用于初次就诊时使用弹力袜（如无禁忌证）。但抗血小板治疗在TTP中几乎没有证据基础，并且由于与Caplacizumab相关的出血风险更高，因此更具争议性。同时建议在活动性溶血期间补充叶酸。

⑤其他治疗

输注血小板：输注血小板可能会加重血小板聚集和微血栓形成，加重病情，适得其反，指南提出只有在出现危及生命的出血或行有创操作时，才慎重考虑输注血小板。

贫血治疗：贫血严重时可输去白细胞的洗涤红细胞。

免疫球蛋白治疗：可尝试作为难治性TTP出现新的神经症状时的辅助治疗。

2）遗传性TTP

与继发性TTP不同，遗传性TTP不需要免疫抑制治疗，主要以补充缺陷ADAMTS13为治疗中心，目前主要是定期输注新鲜冰冻血浆来。同时目前临床试验中重组形式的ADAMTS13，期待能早日应用到临床。

4.预后

PE的应用使TTP的生存率提高至80%~90%，疗效显著，但仍然有30%~40%的患者可能复发（指临床完全缓解30d后再发），且多在首次发作后的1年内复发。TTP复发可能与ADAMTS13活性下降程度及构象改变有关，定期检测其活性及构象变化有助于判断预后。

（二）HUS

HUS是以MAHA、血小板减少、急性肾衰竭"三联征"为特征的一种TMA。以往根据有无腹泻将HUS分为腹泻HUS和无腹泻HUS，后有研究发现25%~30%的aHUS患者有腹泻，故该分类方法已被弃用。近年，学者们发现补体替代途径相关调节基因突变或存在补体H因子（CFH）自身抗体是HUS的新致病因素，主张更新HUS的命名、分类与诊疗方案，目前临床上通常将HUS分为典型HUS与aHUS两种。

1. 典型HUS

典型HUS儿童多发，大多与腹泻相关，预后较好。主要发生在产志贺毒素（Stx）的出血性大肠杆菌（STEC）导致的肠道感染后5~7d（血清型主要为O157：H7或O104：H4），故典型HUS也称为STEC-HUS。

诊断主要依据：最近2周有腹泻病史，"HUS三联征"，大便细菌培养STEC阳性或血清Stx检测阳性。典型HUS为一自限性疾病，治疗主要为对症支持处理，血浆置换（PE）和抗补体治疗的疗效不确切，急性期抗生素治疗可能加重病情。

在感染的情况下也可以观察到全身性和肾脏性TMA。SARS-CoV-2最近与引起全身性TMA有关。系统性TMA涉及的机制包括补体和凝血失调以及导致全身性内皮损伤的广泛细胞因子风暴。但是在一系列因AKI或蛋白尿而接受活检的COVID-19患者中，与急性肾小管坏死或塌陷性肾小球病相比，肾小球TMA是一种罕见的发现。

2. 非典型溶血性尿毒综合征（aHUS）

aHUS与典型HUS同属HUS，但二者在发病机制、临床特征及预后等方面均有较大差别。

关于aHUS的定义及分类一直存在争议，目前大部分学者认为除典型HUS以外所有的HUS都可纳入aHUS（广义），也有学者主张只能将补体相关HUS称为aHUS（狭义）。

补体系统在人体免疫系统中起着重要作用，由超过30种相互作用的蛋白质组成，在防御病原体及维持宿主稳态中起着关键作用，主要包括经典途径（CP）、凝集原途径（LP）和旁路途径（AP），C3转换酶是这三条补体活化途径形成终末共同通路的交汇点，并顺序激活下游其他补体因子，生成C5转换酶，继而生成攻膜复合物，发挥补体效应。正常生理情况下，补体调节蛋白抑制替代途径活化或加速C3转换酶的水解。替代途径调节蛋白或其补体固有成分基因突变，可导致补体替代途径的持续过度活化，产生过多的攻膜复合物和C5a，攻击自身正常的细胞或器官，造成相应组织器官功能障碍。

aHUS主要由补体旁路途径的调节基因（如CFH、CFI、CD46）及补体固有成分（B因子、C3）突变或CFH自身抗体所致病，这些基因突变或CFH抗体使补体调节蛋白对替代途径活化的抑制作用减弱或补体固有成分功能上调，从而导致补体系统过度活化，诱导血管内皮细胞损伤和血小板聚集。

研究表明，大多数补体介导的aHUS病例需要环境触发因素，通常认为促发因素启动补体级联反应，触动潜在的调节缺陷。研究表明，大约50%的病例中，胃肠炎和呼吸道感染等感染事件会引发补体介导的aHUS，怀孕和药物亦是常见诱因。

1. aHUS诊断：

在补体介导的aHUS中，AKI比TTP更突出。目前尚无针对补体介导疾病的快速筛查试验，最初是排除性诊断，随后通过遗传学和自身免疫分析来确认诊断。即排查TMA其他类型及病因，同时检测补体调节因子和裂解产物，寻找aHUS发病的直接证据。确诊依靠补体系统血清学依据和基因检测。

（1）排除TMA其他类型（凡疑诊aHUS者均应排查）：①典型HUS：粪便培养、检测血清Stx和抗脂多糖抗体；②TTP：测定血清金属蛋白酶域蛋白家族13号成员（ADAMTS13）活性（<10%）；ADAMTS13抗体（+）；③继发因素：自身免疫性疾病、肿瘤、妊娠、感染、药物、移植后等。

（2）补体系统异常的证据：①血清补体C3下降、C4正常，常表明补体替代途径活化；②CFH、CFI、B因子水平及活性下降；外周血单个核细胞CD46水平下降；③CFH、CFI、CD46、CFHR、B因子、C3等基因突变；④CFH自身抗体检测（+）；以上检测指标阳性支持aHUS诊断，但结果阴性不能排除aHUS。

2. aHUS治疗：

血浆置换（PE）仍然是首选的初始治疗方法，直到

ADAMTS13活性可用于排除TTP作为诊断。一旦怀疑TMA的诊断，应立即在成人中开始。除了去除TTP中的ADAMTS13自身抗体和替代ADAMTS13外，PE还将替代有缺陷的补体调节剂，并去除补体介导的aHUS中的FH自身抗体和功能亢进的补体成分。在儿童中，PE与高并发症发生率相关(24)，而TTP很少见，依库珠单抗作为一线治疗。

依库珠单抗是一种人源化抗C5单克隆抗体，已被广泛批准用于CM-TMA。依库珠单抗治疗的最佳持续时间仍然未知。事实上，在依库珠单抗治疗6至12个月后，通常可以停止治疗，但具有严重疾病表现的高危变异型（例如，CFH羧基末端变异型）或抗CFH抗体滴度非常高的患者除外。对于危及生命的终末器官损伤患者，可考虑使用TPE。具有抗CFH抗体的患者也可能受益于TPE和免疫抑制（利妥昔单抗或环磷酰胺）以清除循环抗体并预防复发。依库珠单抗和免疫抑制的联合给药用于解决下游补体激活和抗CFH抗体的产生。依库珠单抗完全抑制补体途径后，脑膜炎球菌感染机会可能增加，指南推荐使用该药2周前接种脑膜炎球菌疫苗；未接种疫苗者，则宜在用依库珠单抗同时，给予相应的预防性抗生素治疗。依库珠单抗是近年aHUS治疗的重大进展，但目前因其价格昂贵，临床使用受到一定限制。

（三）其他TTP

1. 感染相关性TMA

感染相关性TMA的治疗主要是支持性的，包括充分补液、输血和透析（必要时）。没有足够的证据支持PE用于感染相关HUS的常规管理；但是，在严重的情况下可以考虑。据报道，依库珠单抗在STEC-HUS患者中反应良好，但它不是标准治疗。

2. 妊娠相关性TMA

（1）病理生理

在妊娠期和围产期观察到三种不同的TMA病因：补体相关TMA、HELLP（溶血、肝酶升高和血小板降低）综合征和TTP。此外，与妊娠无关的TMA综合征（如灾难性抗磷脂综合征）也可能在妊娠期或产褥期触发，应在适当的临床背景下排除这些综合征。另一种可能类似于TMA的疾病是妊娠相关性肾皮质坏死，表现为产后出血和/或脓毒症引起的弥散性血管内凝血。在整个妊娠期间，必须严格控制补体激活，以确保母胎耐受性。具有补体失调遗传倾向的女性可能在妊娠期或产后出现明显的补体相关TMA，由炎症、感染和出血并发症引发。其潜在的病理生理学与补体相关TMA相同。子痫前期和HELLP综合征由螺旋动脉重塑受损和胎盘缺血引起，最后，TTP可能在怀孕期间出现，通常在妊娠中期或晚期；四分之一的此类病例是先天性的。

（2）治疗

因治疗方法不同，必须鉴别妊娠相关性TTP、补体相关TMA和HELLP综合征。

与非妊娠患者类似，cTTP和iTTP分别接受血浆输注和TPE治疗。cTTP患者可能只需要在这个高风险时期输注血浆。在iTTP的情况下，免疫抑制通常包括类固醇和硫唑嘌呤或钙调磷酸酶抑制剂。难治性TTP通常需要分娩，并仔细平衡妊娠风险和胎儿存活率。在补体相关TMA中，PE通常在等待ADAMTS13活性检测结果之前启动，但最佳治疗集中在依库珠单抗补体阻断补体上，目前尚缺乏妊娠期用药证据。应密切监测补体阻滞的反应，通过溶血和肾脏参数的正常化进行评估，以确保依库珠单抗剂量足够。在子痫前期和/或HELLP综合征的情况下，需要紧急胎盘娩出。如果MAHA在分娩后未能消退，临床医生应怀疑子痫前期或HELLP综合征的其他诊断，例如潜在的补体相关TMA。

3. 药物诱导的TMA

（1）病理生理

许多药物与TMA有关，当疾病分别在停药或再次用药时出现消退或复发时，进一步怀疑药物诱发的TMA诊断。发生这种情况的确切机制尚未确定，但包括免疫和非免疫介导的机制。免疫介导机制的例子包括产生针对ADAMTS13（如噻氯匹定）、血小板（如奎宁）或中性粒细胞的自身抗体。非免疫介导的机制由直接内皮毒性引起，其可由剂量相关毒性（如吉西他滨）或异常血管生成（如VEGF抑制剂）引起。

（2）治疗

停用致病药物是解决TMA所需的第一步，通常也是唯一一步。PE在非免疫性药物诱导的TMA中没有明确的作用。补体靶向治疗在难治性病例中的作用尚不清楚。

4. 移植相关TMA

（1）病理生理

TMA可作为实体器官移植或造血干细胞移植（HSCT）的并发症而出现。一些人认为HSCT-TMA是移植物抗宿主病的内皮变异型。在广泛内皮损伤的情况下，随后出现补体和凝血途径激活。有趣的是，65%的TMA HSCT受者被发现具有致病性补体变异。在实体器官受者（尤其是肾移植受者）中，特定的TMA病因包括同种异体移植物中的复发性或新发补体介导TMA、抗体介导的排斥反应、药物诱导的TMA和感染，高达29%的新发TMA肾移植受者有补体变异。移植中药物诱导的TMA的机制包括直接导致内皮损伤和补体失调。

（2）治疗

在肾移植中，治疗是针对基础病因的，包括感染或排斥反应。从一种钙调磷酸酶抑制剂换成另一种钙调磷酸酶抑制剂或替代药物很常见。依库珠单抗在治疗或预防同种异体移植物肾复发性补体介导TMA中的作用已得到充分证实，但并非所有情况适用。

5. 肿瘤相关TMA

（1）病理生理

TMA可发生于癌症或治疗后，几乎所有实体恶性肿瘤和淋巴组织增生性癌症都有报道，在单克隆丙种球蛋白病患者中也观察到TMA，因此有必要针对50岁以上成人的潜在单克隆蛋白进行筛查。实体癌相关TMA的发病机制包括产年蛋白腺癌的直接内皮损伤、肿瘤栓塞以及凝血和补体系统的激活。

（2）治疗

区分癌症、化疗、感染和补体失调是TMA的可能病因具有挑战性。治疗针对潜在的TMA驱动因素（实体癌、淋巴组织增生性疾病、单克隆蛋白、药物或感染）。没有确凿的证据支持TPE或依库珠单抗治疗癌症相关的TMA。尽管在恶性肿瘤引发的补体介导TMA中可考虑使用依库珠单抗，但决策时应考虑患者的总体预后。

6. 自身免疫性疾病

（1）灾难性抗磷脂综合征

①病理生理：CAPS是抗磷脂综合征（APS）的一种罕见表现，其特征是1周内播散性微血管和大血管血栓形成导致多器官损伤。在存在触发因素（感染、妊娠、手术）的情况下，循环抗体与内皮细胞、血小板和白细胞的结合导致其活化，随后出现内皮损伤、不受控制的凝血和补体激

活。与系统性红斑狼疮（SLE）和无灾难性特征的APS患者相比，CAPS患者更可能出现遗传补体异常，进一步支持疾病发展中的补体失调。

②治疗：治疗的基石是抗凝、免疫抑制以及静脉注射免疫球蛋白或血浆置换。在难治性疾病中，已经描述了利妥昔单抗或依库珠单抗的使用。

（2）硬皮病肾危象

①病理生理：内皮损伤和随后的动脉内膜增厚和弓状动脉和叶间动脉增生是SRC的特征。由硬皮病特异性自身抗体组成的免疫复合物可能参与介导内皮活化。血管狭窄和血管痉挛导致肾血流量减少和肾素-血管紧张素-醛固酮系统激活。尽管肾素-血管紧张素系统被激活，但多达10%的患者在就诊时血压正常。肾活检标本中存在内皮素1（ET-1）和C3b，以及血清C4d和sC5b-9升高，可能提示内皮素和补体活化在介导肾血管损伤中的作用。

②治疗：重点是血管紧张素转换酶抑制剂。ET-1受体拮抗剂在SRC中的作用尚未得到充分证实。发生SRC的患者需要肾脏替代治疗的风险很高。腹膜透析可能作为首选，因为SRC患者的肾脏恢复可能会延迟长达一年。

（3）系统性红斑狼疮和其他自身免疫性疾病

①病理生理：TMA是SLE的罕见并发症；然而狼疮性肾炎患者的发病率高达24%，补体相关TMA、iTTP、APS和高血压急症见于三分之一的狼疮相关TMA病例。免疫复合物

沉积和补体激活可能是系统性红斑狼疮患者发生其他原因不明的TMA的罪魁祸首。

TMA也可见于皮肌炎/多发性肌炎和类风湿性关节炎患者，也可见于血管炎等患者肾活检。

②治疗：免疫抑制是自身免疫性疾病TMA的主要治疗方法。在MAHA患者中，血浆置换经常在等待ADAMTS13活性测定结果之前开始。依库珠单抗与难治性TMA和SLE患者的良好预后相关。

7. 高血压急症

（1）病理生理

高血压急症是公认的肾脏TMA病因；它被认为是由对肾脏微循环的机械剪切应力引起的。

（2）治疗

积极控制血压是治疗的基石。随着补体抑制剂的普及，未来可能会在补体裂解产物升高（无致病性补体基因变异）的患者中进行进一步研究。

10.6 总结和展望

血栓性微血管病的治疗需要综合考虑患者的具体情况，包括病因治疗、对症治疗和针对特定机制的治疗。在急性期，控制出血和减轻炎症反应是关键。对于长期治疗，需要调整生活方式，控制危险因素，并定期进行监测和评估。

第十一章 中毒

中毒由于毒物进入人体或接触人体后，与体液、组织在一定条件下相互作用，而损害组织、破坏神经及体液的调节功能，导致正常人体生理功能发生严重障碍，出现各种代谢紊乱危及人体生命的疾病过程。有毒物质可以是化学药品、农药、重金属、生物毒素等，毒物根据来源和用途可分为：①工业性毒物；②药物；③农药；④有毒动植物。有毒物质及无毒物质都不是绝对的，在一定条件下可相互转化。同一种物质，在不同的条件下，可以引起中毒，亦可对人体有益。例如有些剧毒物，但适当的方法及剂量，则可成为治疗某些疾病的药物；水、食盐、维生素等为无毒物质，但若进入体内过多或输入过快，也能发生致死的毒害作用。

人体和外界接触时，某些物质侵袭人体，体内的神经、呼吸、循环、血液、内分泌等系统的功能会发生一系列的变化。这些物质的破坏作用与机体的抗毒能力相互斗争，并依着一定的条件向着它们的反面转化。如机体内的抗毒能力强，就能战胜毒害；否则就会出现各种中毒症状，而发生中毒。有毒与无毒，治疗作用和毒性作用，中毒和抗毒，等等，谁起主导作用，都和毒物性质、吸收数量、速度、进入途径以及年龄、体质、精神状态等有关。

11.1 常见的中毒类型

食物中毒：由于食用了被有毒物质污染的食物或饮水而引起的中毒。

化学中毒：由于吸入、皮肤接触或口服有毒化学物质而引起的中毒。

农药中毒：由于误食或皮肤接触农药而引起的中毒。

金属中毒：由于长期接触或摄入过量的金属元素而引起的中毒。

生物毒素中毒：由于摄入含有生物毒素的食物或水而引起的中毒。

11.2 中毒的预防措施

食品安全：确保食品来源可靠，避免食用过期、变质或不明来源的食物。加强食品加工和储存环节的卫生管理，避免交叉污染。

化学品安全：正确使用和储存化学品，避免直接接触皮肤和眼睛。在工作环境中，佩戴适当的个人防护装备，如手套、口罩和护目镜。

农药安全：正确使用和储存农药，遵循标签上的使用说明。在使用农药时，佩戴适当的个人防护装备，避免皮肤接触和吸入。

金属安全：避免长期接触或摄入过量的金属元素。定期进行职业健康检查，监测金属元素的浓度。

生物毒素安全：避免生吃未经烹饪的海鲜和野生植物。在饮用水源中，采取适当的净化措施，如煮沸或使用过滤器。

11.3 毒物进入体内的途径

毒物进入机体的途径不同，其毒性作用出现的早晚亦异。一般静脉注射快于呼吸道吸入，呼吸道吸入快于腹腔注射，腹腔注射快于肌注，肌注快于皮下注射，皮下注射快于口服，口服快于直肠灌注。

经皮肤黏膜吸收：多数毒物不能从健康的皮肤吸收，而脂溶性毒物可经皮肤黏膜进入。如苯胺、硝基苯有机磷农药等。

经呼吸道吸入：粉尘中的某些毒物如铅、喷洒农药可自呼吸道吸收中毒；气体毒物如一氧化碳、硫化氢等易由呼吸道吸收。

经胃肠道进入：如食物中毒、某些药物中毒等。有些毒物能从口腔黏膜吸收，胃黏膜对乙醇类溶液吸收迅速。大部分毒物在小肠吸收，小部分被直肠吸收。

经眼、耳、口、胸膜腔、阴道、直肠等处进入：毒气、腐蚀性毒物可侵入眼、耳、口。毒物注入胸膜腔时，很快进入血液循环。直肠及女性生殖器黏膜对毒物吸收较快。

经皮下注射、静脉注射等进入：毒物经皮下注入较经黏膜吸收更迅速；毒物经静脉注入其作用最迅速。

11.4 毒物的作用

局部作用：指毒物直接接触局部引起的反应。

反射作用：多数毒物能刺激黏膜和皮肤的感觉神经末梢，通过神经、体液等反射性地影响整个机体。

吸收作用：是毒物被吸收进入血液循环后，在代谢过程中表现出来的作用。

蓄积作用：有些金属毒物侵入人体后，贮存于肝、肾、脑等组织，但不出现症状，当过度劳累、情绪改变、患病、饮酒时，毒物变为可溶性状态进入血液引起中毒的急性发作。

11.5 毒物的排泄途径

肾脏：肾脏是排泄毒物的主要脏器，一切非挥发性或挥发性低的毒物，多数经肾脏排泄，有时在体内转化后由肾随尿排出。毒物经过肾脏，可使肾脏受到不同程度的损害，严重者发生急性肾功能衰竭。

呼吸道：有些挥发性毒物如乙醚、汽油及苯等从肺吸收，大部分经肺排出。

肠道：金属毒物如铅、汞、锰等，极少数生物碱。

胃：吗啡在注射或口服吸收后，又可排泄到胃肠道；因吸入砷化氢中毒死亡者的胃内也可发现砷。

皮肤、汗腺、乳腺、唾液腺、胆道等：由这些部位也能排出少量毒物。

11.6　中毒分为急性、慢性和亚急性

急性中毒：是一次大剂量毒物进入体内而引起急性中毒症状，症状严重而潜伏期短，亦可是少量、烈性、易吸收的毒物受纳后立即陷入昏迷状态，在数分钟内死亡，如氰化物中毒。

慢性中毒：是由毒物少量多次进入体内所致，持续时间达数周甚至数年。但在慢性期都可有急性发作，如铅、汞中毒。

亚急性中毒：是发生时间介于急性和慢性之间。即毒物一次性进入体内后，在较长时间内作用于人体所致。

11.7　中毒的院前处理

食物中毒：立即停止食用有问题的食物，并尽快就医。医生可能会进行洗胃或其他治疗措施，以帮助清除体内的有毒物质。

化学中毒：如果中毒是由于吸入有毒气体或化学物质

引起的，要迅速脱离中毒环境，并确保自己的安全。例如，急性一氧化碳中毒时应脱离中毒环境。呼叫急救人员：拨打当地的急救电话号码，告知中毒情况和症状，以便专业医护人员能够及时赶到现场进行抢救，并给予对症治疗，如吸氧治疗、高压氧治疗等。

农药中毒：清除进入体内已被吸收的毒物和排除未吸收的毒物；立即停止接触农药，并尽快就医。医生可能会进行洗胃、吸氧和其他治疗措施，以帮助清除体内的有毒物质。

金属中毒：停止接触金属元素，并进行职业健康检查。医生可能会根据中毒的类型和严重程度，给予相应的药物治疗和支持疗法。

生物毒素中毒：立即停止食用有问题的食物，并尽快就医。医生可能会进行洗胃或其他治疗措施，以帮助清除体内的有毒物质。

11.8 中毒的诊断

医务人员面临中毒病人时，必须正确、快速地作出诊断，机智灵活地进行抢救；全面而迅速地询问病史，进行体格检查和实验室检查；依据所得资料综合分析，以确定由何物中毒，中毒的深度，何种脏器受损最重，以及如何进行治疗。对于中毒的诊断，主要依据毒物接触史、临床体征等加以综合分析；再采集标本进行毒物鉴定明确诊断。

在临床工作中，对于患者的急救处理，切勿因等待实验室检查报告而延误治疗。遇到症状符合而追问不出病史者，可做诊断性治疗，如怀疑为有机磷农药中毒时，可试用阿托品或解磷啶。

11.8.1 病史

对有一些中毒患者必须详尽细致甚至带有探索性征询的方法，才能得到确诊的依据。询问病史时注意事项：

发病情况　既往健康状况；出现症状缓；同餐者中有无类似症状；病前、近期精神及身体状况；是否突然发生严重症状。

从事何种工作，是否接触毒物；接触的时间、种类、环境。

近期患病与否；用药情况。

发病进食食物；以前吃同种食物有无不适；同食者有无恶心、呕吐、腹泻、烦躁、惊厥、昏迷、流涎、呼出气味、尿色改变等。

有无有毒动物咬伤史，一氧化碳中毒要了解室内炉火、烟囱及同室他人情况。

11.8.2 症状

消化系统　由于多种毒物经口进入由消化道排泄，刺激和破坏消化道组织，出现明显胃肠道症状：剧烈的腹痛、恶心、呕吐和腹泻。由消化道进入的毒物部分经肝脏解毒，故肝脏受到不同程度的损害而出现中毒症状。

神经系统　常出现神经系统因受损而发生功能失调，如幻视、幻听、乱语、烦躁、惊厥等。

循环系统　急性中毒病人致死原因为心力衰竭和休克。有些毒物是通过对血管和神经系统的作用或电解质紊乱而继发心力衰竭、休克或心血管功能障碍。

呼吸系统　毒物对呼吸器官的损害，可导致呼吸中枢抑制或呼吸肌麻痹，可发生剧烈的咳嗽、失音、肺水肿、呼吸困难等。

泌尿系统　肾脏为毒物排泄的重要脏器，中毒时出现程度不同的肾损害。其中以急性肾功能衰竭最严重。

血液系统　某些毒物抑制骨髓造血，破坏红细胞等可出现贫血、溶血、粒细胞减少及血小板减少等。

11.8.3 临床诊查

依据中毒患者的面容、呼出气味、排泄物的性状、症状及体征，结合病史得出初步诊断，然后选择性采留标本，做毒物鉴定以明确诊断。

11.8.4 中毒地点的检查

医务人员怀疑患者急性中毒时，可在其有关地点现场检查中毒的因素。如发现可疑的空瓶及可疑的食物，发现敞开的瓶口和散落地上的药片，设法尽快得到毒物的盛器和剩余的毒物，对于诊断有很大的参考价值。同时要严防犯罪分子的破坏活动，转移或伪装现场，要提高警惕，细致调查。

11.8.5 实验室检查

实验室检查需要一定的设备、方法和时间，在中毒的诊断中，如能结合实验室检查、毒物的鉴定，对指导抢救治疗，很有价值。一氧化碳、有机磷及磷化物、重金属等可行常见毒物的简单实验室检查。

急性中毒时，应常规留取剩余的毒物或含毒标本、如含毒的呕吐物、胃内容物、尿、粪、血标本等。必要时进行毒物鉴定或细菌培养。毒物的鉴定越快越好，因历时较长，有些毒物很易破坏而不易鉴别，如果不能立即进行实验检查，标本可先置冰箱中。

11.9 中毒的院内救治措施

急性中毒的基本治疗原则：

· 消化道清除

· 强制利尿

· 血液净化

· 对症治疗：呼吸管理、循环管理、体温管理、抗惊厥（抽搐）

11.9.1 立即终止接触毒物

毒物由呼吸道或皮肤侵入时，要立即将病人撤离中毒现场，转移至空气新鲜的地方。立即脱去污染的衣服，清洗接触部位的皮肤。由胃肠道摄入的毒物应立即终止服用。

11.9.2 清除体内尚未被吸收的毒物

对于急性食物中毒，应立即进行催吐和洗胃，以清除体内未被完全吸收的毒物和已经被部分吸收的毒物。催吐可以用压舌板刺激咽后壁，也可用活性炭吸附有毒物质，并口服硫酸镁导泻。对于某些中毒情况，如误食有毒物质或药物过量，可以通过洗胃来清除胃内的有毒物质。但是，在进行洗胃之前，应该先咨询医生的意见。同时监测生命体征：在抢救过程中，应密切监测受害者的生命体征，包括呼吸、心率、血压等，以及任何其他异常症状的变化。

11.9.2.1 催吐

口服毒物的患者，只要神志清醒应作催吐处理，可将胃内大部分毒物排出，减少毒物吸收。

注意下列情况不用催吐方法：

·强酸、强酸中毒。

·没有呕吐反射能力的病人。

·昏迷、惊厥病人。

·服阿片剂及抗惊厥类药物等中毒因抑制呕吐中枢不能达到催吐目的。

·有严重心脏病、动脉瘤、食道静脉曲张及溃疡病等病人不宜催吐。

·孕妇慎用。

当呕吐病人发生时，应采取左侧卧位，头部较低，臀部略抬高；幼儿则应俯卧，头向上臀部略抬高，以防止呕吐物吸入气管发生窒息或引起肺炎。

11.9.2.2 洗胃

当食进毒物后，尽早洗胃是排除毒物最重要的方法，

洗胃时机：一般在食进毒物4~6小时以内均应进行。有些毒物如镇静剂、麻醉剂等在胃内停留时间较长；有机磷农药在食进12小时胃内仍有残存毒物。因此洗胃时间要依毒物性质而定。洗胃的早晚及是否彻底洗出胃内毒物，对中毒病人的抢救成功与否，关系甚大。

洗胃液：食进毒物的原因在未查明时，采用浓度为0.45%（1/2张的生理盐水）以免清水过量发生水中毒。毒物的种类明确时，应用相应的解毒剂洗胃。洗胃液一般温度在25℃~27℃。用量：成人每次300~500ml，小儿按10~20ml/kg，反复多次，进行洗胃，直到彻底清除全部胃内容物。

11.9.2.2.1 洗胃注意事项：

昏迷病人必须洗胃时，用注射器抽吸洗胃法洗，病人取头低足高位。严防呕吐物进入气管。

对于休克病人应先抢救休克，收缩压维持在12~13kPa（90~100mmHg）后再用注射器抽吸洗胃法。

洗胃同时，须应用特效解毒剂及对症处理。洗胃完毕，由胃管灌入活性炭或解毒剂。

对于意识障碍患者，在气管插管后可实施洗胃。

休克病人洗胃应慎重。

如服入毒物量大，病情较重，胃管难以插入胃内毒物滞留者，可考虑剖腹洗胃。

严密观察洗胃术后的并发症，如有发生，及时治疗。

洗胃不应作为常规救治手段，因为随着服毒后时间的延长，除毒率低且没有证据说明洗胃可改善临床预后的依据。

11.9.2.2.2 洗胃禁忌

意识障碍、痉挛；

强酸、强碱等腐蚀性毒物；

石油制品，有机溶剂等易引起化学性肺炎；

同时吞服锐气、出血倾向、血小板减少症、食道静脉瘤、胃活检及手术后等。

11.9.2.2.3 洗胃并发症

吸入肺炎、喉痉挛、消化道出血、低氧血症、心律失常、水电解质紊乱等。

11.9.2.2.4 洗胃方法

左侧卧位、头部向下倾斜约15°。

成人：清水，胃内容清除后，200~300ml/次。

小儿：生理盐水，10~20ml/kg。

胃洗出液透明为止，最低1~2L，多可达5~20L。

11.9.2.3 活性炭

活性炭是炭在600℃~900℃加热后而制成。活性炭不能被消化道吸收，毒药物被活性炭吸附后可排出体外。

目前推荐在服毒物后1小时内应给与活性炭。但≥1小时有关活性炭的有效性不明确。

11.9.2.3.1 适应症

除禁忌证或不被活性炭吸附的毒药物外，均应给与活性炭。特别是对阿司匹林、Theophyline、巴比妥类、扑热息痛、三环类、四环类等抗抑郁药中毒有效。并且对于经口服用毒药物不明情况下也应给与活性炭。

11.9.2.3.2 禁忌证及不被活性炭吸附的毒药物

禁忌：肠梗阻、消化道穿孔、抑制肠蠕动药毒物及麻痹性肠梗阻。

不被活性炭吸附的药毒物；强酸、强碱、锂、碘、氰化物、铁、硫酸铁、砷、硼、钾、酒精、甘露醇等。

11.9.2.3.3 活性炭并发症

呕吐、便秘、消化道梗阻、误吸等。

11.9.2.3.4 服用方法

医用活性炭制成悬浮液，成人50~100g，加入300~500ml温水中，小儿25~50g，加入10~20ml/kg的生理盐水中。口服或经口灌胃。

活性炭与药毒物结合物经时间可解离，因此，给活性炭后推荐给与导泻剂。

11.9.2.3.5 反复服用活性炭

为防止消化道内药毒物与活性炭解离、再吸收，可反复服用活性炭，特别是对苯巴比妥等有效。第2次活性炭剂量为初次的半量，每2~6小时重复服用至24~48小时。

11.9.2.4 导泻及灌洗肠道

许多毒物进入肠道后可经小肠或大肠吸收，所以清除经口进入的毒物，除用催吐及洗胃法外，须导泻及灌洗肠道，尽可能地迅速排出已进入肠道的毒物。

11.9.2.4.1 导泻方法

盐类导泻剂；硫酸镁/硫酸钠：成人量为15~20g，儿童250mg/kg配成10%溶液口服。成人量为15~20g，儿童250mg/kg配成10%溶液口服。

糖类导泻剂甘露醇及山梨醇：成人用量20%甘露醇或25%~35%溶液山梨醇250ml，小儿：0.5~1g/kg。儿童用量为2ml/kg，在洗胃后由胃管灌入。山梨醇效果持续稳定，消化道通过时间快。

11.9.2.4.2 灌肠方法

本法用于食进毒物，经用泻药排毒已数小时后而泻药尚未发生作用的病人。抑制肠蠕动的药物（如巴比妥类）及重金属所致的中毒，本方法尤为适用。

1%的盐水、肥皂水或用活性炭混悬液加入灌洗液中灌洗肠道使有毒物吸附后排出。

存在于小肠内的毒物，用"Y"型管用大量液体作高位连续灌洗。

11.9.2.4.3 导泻剂应用注意事项

当毒物引起严重腹泻时，不必再行导泻。

老年及体弱者，应慎重。仅单独使用导泻剂不能改善急性中毒预后，但导泻剂可使活性炭-药毒物结合体快速排出体外，推荐：活性炭+导泻剂的给与方式。

11.9.2.4.4 适应症

重度急性中毒，活性炭不能吸附的药毒物，如铁、砷、铅等。金属类、缓释剂、肠溶剂等。以及百草枯中毒等（试用）。

11.9.2.4.5 禁忌证

痹性肠梗阻、肠梗阻、消化道穿孔、腐蚀性毒药物、重度电解质异常。

11.9.2.4.6 并发症

水电解质异常、脱水、高钠血症、低血压、酸中毒、腹胀等。

11.9.2.5 皮肤、黏膜上毒物的清除

注意事项：

尽快脱离中毒环境，立即脱去污染衣物，迅速用微温清水（25~37℃）连续冲洗被污染的皮肤。避免使用37℃以上的热水。

黏膜创面上的毒物先将其吸出，然后用大量的清水冲洗。

强酸强碱灼伤皮肤应用大量清水冲洗10分钟以上。强酸灼伤局部者用2%碳酸氢钠、1%氨水或肥皂水中和，再用清水冲洗；强碱灼伤者用清水冲洗后，局部用弱酸（1%醋

酸）中和，再用清水冲洗。严禁在清水冲洗之前使用中和方法，避免引起化学反应产生热量，增加损伤。

生石灰引起的烧伤应在用清水冲洗前先用干软布或软刷将固体石灰全部移去。用有压力的水流冲掉剩余颗粒。

眼内污染毒物的处理　毒物污染眼内，务必迅速用清水冲洗5分钟以上；冲洗前切勿使用解毒剂，因解毒剂与毒物产生化学反应放热，增加损伤。用生理盐水或灭菌水冲洗5分钟，必要时转眼科进一步诊治。

11.9.2.6 经呼吸道吸入中毒的处理

当呼吸道吸入有害气体时，应立即将病人移至空气无毒害处。必要时给予吸氧、高压氧甚至用正压呼吸机或行人工呼吸。

11.9.3 促进已吸收毒物的排泄

11.9.3.1 利尿

多数毒物进入机体后经由肾脏排泄，因此加强利尿是排泄毒物的重要措施。

11.9.3.2 血液净化疗法

血液净化疗法治疗急性重度药物及毒物中毒，是借助体外血液循环及特殊解毒净化装置，从血液中直接迅速清除药物或毒物，终止其对机体靶器官的毒性作用，从而迅速缓解或解除中毒症状、提高救治成功率。近年来，血液净化疗法的种类，对急性中毒临床转归尚无明确的循证依据，目前在临床上常用方法有：血液透析（HD）、血液滤过（HF）、血液灌流（HP）、血液透析滤过（HDF）、血浆置换（PE）、单纯超滤和序贯透析（UF或SHD）、连续性动静脉血液滤过透析（CAVHDF）；腹膜透析（PD）。血液净化的疗效受药毒物动力学参数的影响。需根据药毒物化学特性选择最适合的方法。

11.9.3.2.1 血液净化适应证

体内分布容积小、蛋白结合率低、低脂溶性，无其他有效救治的致死性中毒。

对于能被活性炭吸附的药毒物，血液灌流清除率优于血液透析。对于小分子水溶性毒物，血液透析优于血液灌流。如：酒精、甲醇、甘醇，锂中毒等适合血液透析清除。血液灌流：茶碱类等

11.9.3.2.2 血液净化禁忌

脑出血、消化道出血及血流动力学不稳定者。

11.9.3.2.3 血液净化并发症

穿刺点出血血肿、脑出血、消化道出血、低血压、空气栓塞、溶血、低体温等。

11.9.3.2.4 血液净化方法

颈内静脉、股静脉穿刺建立通路血液净化应持续至全身状态或意识状态得到改善。

11.9.3.3 高压氧的应用

11.9.3.3.1 适应证

高压氧治疗与中毒急救相关的主要适应证，急性脑缺

氧、脑水肿、窒息或心脏骤停，还可用于一氧化碳中毒、硫化物中毒、氰化物中毒、光气中毒、二氧化碳中毒、氨气中毒等。

11.9.3.3.2 禁忌证

内出血、气胸、恶性肿瘤、青光眼、视网膜剥离应视为绝对禁忌证。而严重肺气肿、肺囊肿及肺部感染、活动性肺结核、凝血机制异常，精神异常，重症甲状腺机能亢进等在应用高压氧治疗时必须权衡利弊再做决定。

11.9.3.4 解毒剂的应用

当毒物进入人体后，除了尽快排除毒物外，必须用相应的解毒剂进行解毒。许多毒物均有其特效解毒方法或拮抗的药物。对于某些特定的中毒情况，特异解毒剂应用也是必要的。例如，如蛇咬伤或某些药物中毒，可以使用特定的解毒剂来中和有毒物质。对于诊断为肉毒杆菌毒素食物中毒的患者，应尽早给予多价肉毒抗毒素血清治疗。注射前应做皮肤过敏试验，皮试阳性者需进行脱敏注射。

11.9.3.5 对症治疗

由于毒物已不同程度地损害有关器官，其正常生理功能减退或丧失，发生各种严重症状，故应积极对症治疗。在上述基本治疗基础上对症治疗是中毒抢救的重要一环。中毒的急救时，排毒、解毒以及对症治疗，应同时进行；对症治疗既能减轻病人痛苦，还能使病人有更多的挽救机会。

11.9.3.5.1 咳嗽

刺激性毒物中毒常引起咳嗽，咳嗽也是一种保护性反射动作，能排出呼吸道内分泌物和异物，因此在治疗中根据具体情况适当处理。

对于中毒后引起轻度咳嗽可暂缓处理。

咳嗽剧烈，有引起出血危险的，应用镇咳剂如磷酸待因，咳美芬等。

咳嗽剧烈，伴有大量黏痰，应以祛痰为主，不宜用镇咳剂。如用溴己新、竹沥等，雾化吸入排痰，可用生理盐水20ml加α-糜蛋白酶2.5~5mg、适量加入抗生素，每日用2~3次。

11.9.3.5.2 呕吐与腹泻

急性中毒中，呕吐及腹泻最常出现，这种反应有利于毒物的排除。有毒物排出后，呕吐及腹泻自然减轻。如果呕吐及腹泻时间过长，过于剧烈可引起脱水、酸中毒或引起循环衰竭等危症，所以必须及时处理。

呕吐的处理：

洗胃后，注入少量米汤或牛奶等，可减轻呕吐。

呕吐持续出现或加剧，可皮下或静脉注射硫酸阿托品。

胃复安（灭吐灵）：成人每次10~20mg肌注或口服。

针刺疗法：常选内关、足三里、中脘、胃俞等穴位。

腹泻的处理：

由于毒物刺激，用泻剂排除毒物后，腹泻一般缓解，此时可让病人食流质食物。如豆浆、牛奶、米汤等。

如系毛果芸香碱、毒扁豆碱中毒引起腹泻者，可使用硫酸阿托品。

腹泻严重者，毒物基本完全从胃肠道排出，可选用止泻药，如活性炭、司密达、复方樟脑酊等。

凡腹泻严重者，常伴有不同程度的脱水电解质紊乱及酸碱平衡失调，应视情况进行治疗。

11.9.3.5.3 水、电解质及酸碱平衡失调

11.9.3.5.3.1 水、电解质紊乱：此类情况在本书"第九章"有详细描述。

11.9.3.5.3.2 纠正酸碱平衡失调。

纠正酸中毒

代谢性酸中毒：常见的原因是急、慢性腹泻，其次是小肠、胰、胆管的引流或瘘管，造成肠液的大量丢失而引起。轻度酸中毒的症状不明显；较重的酸中毒出现呼吸深快，心率增快，甚至心律失常，恶心呕吐，精神萎靡，烦躁不安，进而嗜睡，浅昏迷；重症酸中毒（pH值<7.20）时，心率变慢，周围血管扩张，心肌收缩力下降，排血减少，血压降低，心力衰竭，心律失常。对于轻度酸中毒，可病因治疗仅靠自身代偿，不用碱性药。中、重度酸中毒，常首选碳酸氢钠。补碱时按计算公式，一般可按计算值的2/3补充。

呼吸性酸中毒：常见于患呼吸道阻塞和肺部疾病的人。

表现为呼吸系统症状及低氧血症、高碳酸血症症状。出现呼吸增快，呼吸节律紊乱，明显的低氧血症，病人出现紫绀、烦躁、嗜睡、意识障碍、心律失常，高碳酸血症表现出汗、摇头、皮肤潮红、口唇樱红、瞳孔缩小，脉搏加速，血压升高，肢体颤动，甚至惊厥、昏迷。血气分析：pH下降，$PO_2<8kPa$，$PCO_2>6kPa$，处理要治疗原发病，改善呼吸功能，保持呼吸道通畅，改善缺氧和促进CO，排出。湿化吸入氧气、适当静滴1.4%碳酸氢钠。

纠正碱中毒

代谢性碱中毒：主要见于长期呕吐、胃管饮食，胃中盐酸丢失过多，碱中毒时常见神经系统症状，如头晕、嗜睡、甚至精神错乱或昏迷、呼吸浅慢，可出现手足搐搦症，出现低氧血症，心输出量减少，心律失常。缺钾可引起碱中毒。碱中毒亦能引起低血钾，因而减中毒常伴有低钾症状。治疗中主要是治疗原发病、纠正脱水，改善有效循环血量，同时补充氯化钾，经过肾脏代偿调节，多可恢复。

呼吸性碱中毒：常见于神经系统疾病，如脑膜炎、脑肿瘤、脑外伤、癔病等。临床出现呼吸深快、其他症状类同代谢性碱中毒。治疗中主要是针对病因治疗，改善呼吸等。

11.9.3.5.4 躁动

安定　口服，每次2.5~5mg，每日3次、静脉注射1~3分钟见效。一般每次10mg，静脉缓注，小儿按每次0.25~

0.5mg/kg。

苯巴比妥钠　肌注，成人每次0.1~0.2g，小儿每次5~8mg/kg，口服，成人每次15~30mg，每日3次，小儿每次0.5~2mg/kg，每日3次。

水合氯醛　口服10%溶液，成人每次10~15ml，小儿每次0.3~0.5ml/kg；灌肠，成人每次15~20ml，小儿酌减。

11.9.3.5.5 体温异常

除细菌感染、组织坏死、抗原抗体反应。血液细胞释放致热原引起的发热外，由药物、食物中毒及内分泌因素引起。安眠剂中毒、使用阿托品过量、饮酒过量引起体温异常临床常见。

治疗主要是去除病因，有感染或脏器功能不全应对症处理；体温在39℃以上者可温水擦浴，水温宜在38℃左右。亦可用冷生理盐水灌肠等物理降低。体温过低，进行病因治疗。如休克病人，应抗休克治疗；体温过低（35℃）时可将四肢浸于温热水中。（不能高于42℃）

11.9.3.5.6 呼吸障碍

常见原因有应用大剂量安眠剂、麻醉剂、有机磷农药中毒及煤气中毒等，呼吸中枢抑制而发生呼吸功能障碍。轻者表现烦躁不安，呼吸急促，重则意识不清，呼吸节律失常。紫绀、眼结膜充血水肿、瞳孔缩小，眼底或有水肿，心率加快，重者心肌缺氧，收缩乏力，出现心律失常。呼吸障碍病人应想法保持呼吸道通畅，排除呼吸道分泌物。

积极改善肺功能，注意中毒病人的心脏代偿功能、有无冠心病及高血压，严格控制输液量及速度，避免加重心脏前负荷而影响通气。对于中毒引起呼吸抑制，应用呼吸兴奋剂疗效较好。对于并发肺感染，肺水肿或呼吸衰竭者，应立即做出相应处理。

11.9.3.5.7 循环障碍

常见的原因很多，如大量安眠药中毒，急性有机磷农药中毒，硝酸盐类中毒，损害大脑皮质及延髓，血管舒缩功能失调；一些食物中毒引起剧烈呕吐腹泻.体液大量丢失血容量不足发生循环障碍。循环功能障碍者，尿量减少，血压降低，脉压变小，心脏排血量减少，心脏指数（CI）低于$41.68ml \cdot s/m^2$、中心静脉压减小。治疗循环障碍时要注意迅速改善循环血量保护心肌功能.提高有效心输出量，调节血管张力，避免发生DIC。

具体措施：

迅速将病人送入急救室（ICU）监护，即时了解心肺功能。

补液扩充血容量，用生理平衡盐水1000~1500ml，酸中毒者用1.4%碳酸氢钠静脉滴入。

血管活性药物的应用

增强心肌收缩功能：使用心肌正性肌力药物，可选用毛花苷C成人0.4mg静脉慢推，地高辛口服0.25mg，每日2次，2~3日后改维持量。亦可用多巴胺及多巴酚丁胺静滴。

11.9.3.5.8 *支持疗法*

在中毒病人的抢救过程中、支持疗法非常重要，具体措施：

加强护理工作。

加强营养，特别是病人处昏迷状态时，要给予相应的营养支持疗法。供给高糖、高蛋白，高维生素的食物，根据需营养支持疗法。

增强机体免疫功能，伴贫血者应输全血，低蛋白血症者，可输全血、血浆或白蛋白。

总之通过对症治疗做好呼吸管理、循环管理、体温管理、惊厥（抽搐）管理、疼痛管理。

11.10 中毒的预防

中毒是完全可以预防的，我们应该了解各种毒物的性质，掌握毒物对人体损害的规律及条件，强化科学管理，针对我国人口众多，幅员广阔，各种化学物质、农药、新药品等大量生产的特点，最大程度地降低中毒的不良后果。

人体组织细胞的生长、发育和衰亡始终都进行着新陈代谢，发生中毒后，新陈代谢功能就受到了破坏；神经、体液系统调节着机体内自身的抗毒力量，相应进行剧烈的反应；加上外力的排毒、解毒等抢救措施；即有可能使组织细胞从破坏、变性或凋亡到不断更新，最终解除毒性，恢复细胞、组织、器官功能，达到救治目的。因此，认真研究各种毒物与人体相互作用的规律，掌握各种毒物引起中毒的条件及其损机体的毒理，采取有效治疗抢救措施，对一般中毒完全可以解除并得以恢复生理状态。

第十二章 血液净化

　　血液净化是一种至关重要的医疗技术，通过特殊装置模拟肾脏功能，清除患者体内的代谢产物和毒素和有害物质，同时纠正水、电解质和酸碱平衡的失衡。血液净化技术的原理主要是通过物理或化学手段，将体内的有害物质从血液中分离出来，从而达到净化血液的目的。这种技术不仅有助于维护身体健康，还可以有效治疗慢性疾病和急性中毒等严重状况。目前血液净化可以是一种更为宽泛的术语，即包括利用特定的血液净化装置也或者将透析液注入腹腔，以腹膜作为透析膜，达到去除体内代谢废物、致病物质和毒素，使血液得以净化和治疗疾病的目的。所以具体的方法包括血液透析、血液滤过、血液透析滤过、血液灌流、血浆置换、免疫吸附、腹膜透析等。

　　血液净化技术在医学领域中具有广泛的应用。例如，对于慢性肾脏疾病患者，血液透析是一种常见的治疗方式。通过定期进行血液透析，可以清除体内多余的毒素和废物，从而减轻肾脏的负担。此外，对于急性中毒患者，血液灌流也是一种有效的治疗方法，可以迅速清除体内的有害物质。血液净化不仅仅是肾脏替代治疗，除了用于治疗急、慢性肾功能衰竭外，血液净化疗法在临床上还可以用于各种中毒，如农药、药物等，还可以改善顽固性腹水、肺水肿、脑水肿、黄疸和难治性自身免疫性疾病等。例如，肝病患者可以通过血液净化技术清除体内的氨、胆红素等有害物质，从而改善肝功能。通过这种技术，医生可以有效地治疗各种疾病，并维护患者的身体健康。随着科技的不断发展，相信未来还会有更多的血液净化技术和设备问世，为人类的健康事业做出更大的贡献。

12.1 血液净化概述

肾脏替代治疗是血液净化治疗的一个重要组成部分肾脏替代治疗起源于血液透析，伴随机械和电子技术的进展肾脏替代治疗方式也逐渐拓展，应用范围不断扩大临床上将利用净化装置通过体外循环方式清除体内代谢产物、异常血浆成分以及蓄积在体内的药物或毒物，以纠正机体内环境紊乱的一组治疗技术，统称为血液净化，般包括血液透析、血液滤过、血浆置换和血液灌流等。用于肾功能支持治疗时称为肾脏替代治疗技术。腹膜透析虽然没有经过体外循环，但从广义上讲，也应属于肾脏替代治疗的范畴。肾脏替代治疗根据时间不同可分为间断肾脏替代治疗和连续性肾脏替代治疗（continuous renalreplacement therapy,

CRRT)。

重症患者应采用何种肾脏替代治疗方法，目前没有统一的标准。持续肾脏替代治疗虽然没有显示患者最终的生存优势，但随着其设备广泛发展和重症患者病情日益复杂，已成为重症患者不可缺少的重要治疗手段之一。随着对持续缓慢低效透析（sustained low-efficiency dialysis，SLED）和延长的每日透析（extended daily dialysis，EDD）等新的治疗方式的应用和了解的深入，肾脏替代治疗在重症患者中的应用不断深入。由于缺乏推荐标准，重症患者肾脏替代疗法的模式选择主要依赖于患者病情、不同治疗模式的溶质清除机制、清除效率、清除强度和特点、各医疗机构现有的资源以及该机构的专长等。

肾脏替代治疗的溶质清除机制包括弥散、对流和吸附，不同情况下选择不同血液透析和血液滤过是目前临床上重症患者的主要肾脏替代治疗方式。

血液透析

通过弥散清除溶质，所采用的透析器膜的孔径较小，可清除血液中的小分子溶质如尿素氮、肌酐及尿酸，而对中大分子溶质如细胞因子等清除效果差。

血液滤过

主要是模拟正常肾小球的滤过功能，即主要是通过对流的方式来清除水与溶质。由于滤器的通透性较高，通常低于40~50kD的溶质可被滤出，因此，对中分子物质的清除优于血液透析。临床治疗中需要纠正威胁生命的电解质和酸碱紊乱如患者出现高钾血症时，应首选血液透析，以快速高效降低血钾。与血液透析相比，持续血液滤过具有血流动力学稳定、溶质清除率高、利于清除炎症介质、为重症患者的营养和液体治疗提供治疗空间等优势。如患者以容量负荷过高为主要表现，伴有血流动力学不稳定时，如采用血液透析治疗，在3~4小时内清除过多水分，则往往受到限制。

单纯与组合治疗的选择

肾脏替代治疗有多种模式，其溶质清除机制各不相同，多种模式优势互补。临床治疗中，常采用多种治疗模式的组合。例如，血液透析滤过是将血液滤过与透析相结合的治疗模式，是对流和弥散清除机制的组合。血液灌流常与血液透析、血浆置换和血液滤过联合应用，治疗急性药物和毒物中毒。目前，滤器的工艺和性能得到极大提高和改善，许多滤器膜增加了吸附性能，联合应用肾脏替代治疗时，应该根据患者病情、治疗目的、药物和毒物类型合理选用。

CRRT与IHD的结合治疗

自CRRT在1977年被首次提出后，因其与IHD相比具有其独特的优势，在重症患者中得到广泛应用。CRRT为持续性超滤，血流速度较慢，对溶质的清除速度较慢，血浆晶体渗透压改变较小，细胞外液容量变化也较小；而IHD清除小分子溶质效率高，但由于短时间迅速清除，导致细胞外液晶体渗透压迅速降低，细胞外液细胞内移动，结果导致细胞外液、特别是血管内容量降低易导致循环波动。可见，从理论上讲，对于重症患者，尤其是血流动力学不稳定的患者首选CRRT进行肾脏替代治疗。CRRT更适用于血流动力学不稳定而不能耐受血液透析的患者，而血液透析对于血流动力学稳定、需要快速清除小分子溶质的患者更有优势，同时，血液透析的费用也低于CRRT治疗。许多临床研究和荟萃分析比较了CRRT与IHD的疗效。目前的临床和实验研究仍不能得出关于两种模式效果优劣的明确结论。IHD与CRRT各有其治疗特点，而CRRT的突出优为治疗期间患者血流动力学稳定性较好，在危重症患者尤其血流动力学不稳定的患者治疗中具有其应用价值两者结合可能有利于患者的治疗。

12.2 血液净化的原理

血液净化的原理是多种多样的，主要包括吸附、渗透和过滤等方法。这些原理在血液净化过程中发挥着重要的作用，帮助清除血液中的有害物质，保持身体健康。

首先，吸附是血液净化中的一种重要原理。吸附是指利用特定的吸附剂将有害物质从血液中吸附出来。这些吸附剂通常具有较大的表面积和特殊的吸附性能，能够有效地将有害物质从血液中分离出来。在吸附过程中，吸附剂会与有害物质结合，将其从血液中彻底清除。这种原理在血液净化中广泛应用，尤其是在治疗中毒等紧急情况下非常有效。

其次，渗透也是血液净化中的一种重要原理。渗透是指利用渗透压差将有害物质从血液中转移到另一侧。当两种不同浓度的溶液被半透膜隔开时，低浓度的溶液中的水分会通过半透膜进入高浓度的溶液中，这就是渗透现象。在血液净化中，利用渗透原理可以将血液中的有害物质转移到另一侧，从而达到清除的目的。这种原理在慢性肾功能不全等治疗中广泛应用。

最后，过滤也是血液净化中的一种重要原理。过滤是指通过过滤膜将有害物质从血液中分离出来。过滤膜是一种特殊的材料，能够允许溶剂和小的溶质分子通过，而阻止大分子溶质的通过。在血液净化中，过滤膜可以将血液中的有害物质，如细菌、病毒、血浆蛋白等分离出来，从而保持血液的纯净。这种原理在肾脏病的治疗中广泛应用，通过过滤膜的透析作用将毒素从血液中清除出去。

血液净化的原理主要包括吸附、渗透和过滤等方法。这些原理在血液净化过程中发挥着重要的作用，帮助清除血液中的有害物质，保持身体健康。不同的血液净化技术可能基于不同的原理，但其最终目的是一致的，即为患者提供更好的治疗方案和生活质量。

12.3 血液净化的技术

12.3.1 血液透析

作为一项常见的血液净化技术，通过利用人工肾脏（即透析器）将患者血液引至体外。在透析器中，血液与透析液通过半透膜进行物质交换，有效清除体内多余毒素及废物。在透析过程中，我们需根据患者的具体状况，如毒素种类及浓度，为其选择适宜的透析液与透析方式。此外，我们应警惕并预防透析过程中可能出现的并发症，如出血与感染等。为了确保血液透析的顺利进行，医护人员需对透析器进行严格的消毒和检查，确保其性能良好。同时，患者在透析前需要进行全面的身体检查，了解自身健康状况，以便医护人员为其制定个性化的透析方案。在透析过程中，医护人员还需密切监测患者的生命体征，及时发现并处理任何异常情况。

12.3.1.1 血液透析的基本原理

血液透析（hemodialysis）是根据膜平衡的原理，将患者血液通过半透膜与含一定成分的透析液相接触，两侧可透过半透膜的分子（如水，电解质和中小分子物质）做跨膜移动，从而使血液中的代谢产物，如尿素，肌酐，肌类中分子物质和过多的电解质，通过半透膜弥散到透析液中，而透析液中的物质如碳酸氢根和醋酸盐等也可以弥散到血液中，从而清除体内有害物质，补充体内所需物质的治疗过程。

血液透析中的溶质转运方式有两种：

弥散：溶质从高浓度向低浓度运动，称为弥散溶质运动的动力来自其本身无规则的热运动，即布朗运动。影响弥散运动的因素包括溶液浓度梯度，溶质分子量和半透膜的阻力。

超滤：液体在压力梯度作用下通过半透膜的运动，称为超滤。当膜的一侧液面压力大于另一侧时，在膜的两侧产生流动压差（跨膜压，TMP），使小分子从高压侧向另一侧跨膜移动，小分子溶质以原溶液相同浓度随水分子一起通过半透膜而被清除，大分子溶质保持不变。超游动力来自静水压及渗透压。

12.3.1.2 血液透析的指征和禁忌证

1. 急性肾衰竭血液透析的指征

临床症状：无尿2天或少尿3天；每日体重增加2.0kg以上；难以纠正的急性左心衰；神经、精神症状；

实验室检查：血清钾 >6.5mmol/L；血清碳酸氢根 < 15mmol/L；血清尿素氮每日上升>30mg/dl。

2. 血液透析的相对禁忌证

休克或低血压；

严重出血倾向；

心功能不全或严重心律失常不能耐受体外循环；

恶性肿瘤晚期；

脑血管意外；

未控制的严重糖尿病;

精神失常,不合作患者。

12.3.2 血液滤过

血液滤过是一种医疗技术,旨在模仿肾脏的自然滤过功能,通过使用滤过器来清除血液中的有害物质和多余水分。该技术对于清除大分子物质和水分效果显著,尤其适用于重症肾功能不全和心力衰竭等患者。在实施血液滤过过程中,医疗团队需密切监测患者的血压、心率等关键生理指标,并采取必要措施防止滤过器堵塞和凝血等问题发生,以确保治疗的安全性和有效性。

12.3.3 血液灌流

12.3.3.1 血液灌流的原理及临床意义

血液灌流(hemoperfusion,HP)是将患者的血液从体内引出进行体外循环,利用体外循环灌流器中吸附剂的吸附作用清除外源性和内源性毒物、药物以及代谢产物等,从而达到净化血液的目的。血液灌流是目前临床上一种非常有效的血液净化治疗手段,尤其在治疗药物和毒物中毒方面,占有非常重要的地位,是重症中毒患者首选的血液净化方法。影响这种疗法的核心部分就是吸附材料,最常用的吸附材料是活性炭和树脂。由于血液灌流技术的不断进展,在临床上可用于急性药物和毒物中毒、肝性脑病、感染性疾病、系统性红斑狼疮、甲状腺危象等疾病的治疗。

12.3.3.2 急性药物和毒物中毒时血液灌流的应用指征及时机

血药浓度已达或超过致死剂量；

药物和毒物继续吸收可能；

严重中毒导致呼吸衰竭、心力衰竭、低压等；

伴有严重肝脏肾脏功能不全导致药物排泄力降低者

能够产生代谢障碍和（或）延迟效应的毒物中毒（如甲醇、百草枯）。

一般认为药物或毒物中毒3小时内行血液灌流治疗，疗效最佳，此时中毒药物或毒物浓度一般已达高峰，12小时后再行治疗效果较差。血液灌流每次2~3小时为宜，超过此时间，吸附剂已达到饱和，若需要继续行血液灌流治疗应更换灌流器，以达到最佳治疗效果。

在灌流过程中，如果不慎操作或选择了不适合的灌流器，可能会导致灌流器凝血或空气栓塞等问题。因此，在进行血液灌流时，医生的专业判断和熟练操作至关重要。他们需要根据患者的具体情况，选择最适合的灌流器，并严格按照操作规程进行。

为了确保血液灌流的疗效和安全性，需注意以下几点：

首先，针对不同的有害物质，应选用具有针对性吸附能力的灌流器；

其次，在灌流前应对患者进行全面的评估和诊断，确定是否需要进行血液灌流；

最后，在灌流过程中应密切监测患者的生命体征和反应，以便及时处理任何异常情况。

12.3.4 血浆置换

血浆置换是一种通过将患者体内含有有害物质的血浆分离出来，并替换为健康血浆或血浆代用品的净化技术。血浆置换可以清除体内高浓度的有害物质和异常抗体等，对于治疗某些自身免疫性疾病、中毒等情况效果较好。在血浆置换过程中，需要注意防止过敏反应和感染等问题。血浆置换法是一种近代血液净化疗法。1914年Abel首先提出把血抽出沉淀后，去掉血浆再把红细胞和相应的电解质输回体内。由于受到技术和安全的限制，直至20世纪60年代才出现间断性血分离机，20世纪70年代末出现膜式血浆分离装置。现代技术不仅可以分离出全血浆，而且可以选择性分离出血浆中某一种成分。随着设备的发展和更新，目前用血浆置换疗法治疗的疾病可达200多种。

12.3.4.1 基本原理

血浆置换治疗疾病的主要机制是排除体内致病因子。很多疾病的病理因子是不能用药物抑制和排出的。血浆置换法可以通过分离出全部或部分病理血浆，连同致病因子一并弃去，将细胞成分及剩余使康的血浆输回体内，这不但清除了血浆中的病理性物质减轻其对机体的病理损害，同时还有助于血浆因子（补体凝血因子和调理素因子）功能的恢复，以及调节免疫系统功能，如细胞免疫功能和网状内皮细胞吞噬功能的恢复以及肿瘤封闭因子减少等。但是应当提出的是血浆置换疗法仅是比药物更有效和迅速地去除致病因子，而不是病因治疗，故不能忽视病因治疗。

12.3.4.2 血浆置换方法

血浆置换法包含了分离和置换两种含义，血浆分离是血浆置换法的基础。血浆分离有离心法和膜式分离两种。而根据血浆中病因物质的精细分离程度又可分为选择性和非选择性。

离心式血浆分离法 20世纪60年代后开始应用密闭式血浆分离装置，用血浆分离机将血液引入钟状离心杯内，利用离心作用将比重轻的血浆留在杯的上方，比重大的细胞成分停留在杯的下方，从而使血浆分离出来。这种方法不仅分离血浆，也可以根据血液中各种成分比重差异调整不同的离心速度，分离出不同的血液成分。

膜式血浆分离 1978年膜式血浆分离器开始应用于临床，现代膜式血浆分离器是由通透性高，生物相容性好的高分子材料膜制成。血液通过中空纤维滤器，利用不同膜孔径的滤过器可将不同分子量的物质分离出。孔径0.1um，可清除500~5000Da的物质，0.2um可清除60000Da的物质，0.4um可清除300万Da的物质，06un可清除600万Da的物质。

12.3.4.3 适应证

血浆置换的适应证包括急进性肾小球肾炎、IgA肾病、重症肌无力及其危象、狼疮性肾炎、硬皮病、类风湿关节炎、溶血性尿毒症、肝性脑病、药物中毒甲状腺功能亢进危象、血栓性血小板减少性紫、高黏滞综合征、妊娠中产生Rh溶血、恶性黑色素瘤、结肠癌、肺出血肾炎综合征、系统性红斑狼疮、急性多发性神经根炎、风湿病、自身免疫性溶血性贫血、冷巨球蛋白血症、雷诺综合征、肾移植后急性排异、天疱疮、抗基底膜肾炎。

对于某些自身免疫性疾病，血浆置换可以发挥出巨大的治疗潜力。这些疾病是由于人体免疫系统异常激活，产生大量异常抗体，攻击自身组织而引发的。血浆置换能够有效地清除这些异常抗体，从而缓解疾病症状，改善患者的生活质量。另外，血浆置换在中毒治疗中也扮演着重要的角色。当人体摄入有毒物质时，这些物质会随着血液流动，进入各个器官。通过血浆置换，可以迅速清除体内高浓度的有害物质，降低其对器官的损害，为后续治疗争取宝贵的时间。

血浆置换并非万无一失。在置换过程中，患者可能会出现过敏反应或感染等并发症。因此，在进行血浆置换时，医生需要严格监控患者的生命体征，确保治疗的安全有效。

除了在临床治疗中的应用，血浆置换还有许多待发掘的潜力。例如，通过研究血浆置换过程中清除的异常抗体，可以对疾病的发病机制有更深入的了解。同时，随着技术的不断进步，血浆置换的方法和设备也在不断完善，未来有望为更多疾病的治疗提供帮助。

12.3.5 腹膜透析

腹膜透析（peritoneal dialysis，PD）自1923年由Ganter首先用于临床以来.由于其操作简单，实用有效，价格低廉，不必全身肝素化，不需特殊设备，不需专门训练人员和安全等许多优点，已成为治疗急性或慢性肾衰竭和某些药物中毒的有效措施。腹膜透析方法随透析液交换周期的不同，分为连续循环腹膜透析（CCPD），间歇性腹膜透析（IPD）和不卧床持续性腹膜透析（CAPD）。临床上治疗慢性肾功能不全以CAPD使用最为广泛。虽然腹膜透析治疗逐渐被相关的血液透析技术代替但在发展中国家和贫穷国家，腹膜透析在肾脏替代治疗中仍然发挥一定作用。腹膜透析治疗的优点包括；设备和操作简单，安全易于实施：不需要建立血管通路和抗凝，特别适合于有出血倾向、手术后、创伤以及颅内出血的患者；血流动力学稳定，较少出现低血压以及血压波动对受损肾脏的进一步损害：有利于营养支持治疗。但腹膜透析也有其局限性，如要求腹膜完整、有发生腹膜炎的可能、导致蛋白质丢失及透析效率低等。

12.3.5.1 腹膜透析的基本原理

腹膜是具有透析功能的生物半透膜，不仅有良好的渗透和扩散作用，还有吸收和分泌功能。成人的腹膜面积为$2.0\sim2.2m^2$，较两侧肾脏的肾小球滤过总面积（约$1.5m^2$）和一般的血液透析膜面积（$8\sim10m^2$）为大。将透析液灌入腹膜腔后，血浆中的小分子物质，如浓度高于透析液者，就会弥散入透析液内；而透析液中浓度高的物质，则可从透析液内进入组织液和血浆内；若透析液的渗透压高于血浆，则血浆中过多的水分便渗透至透析液内。因而作腹膜透析时，通过向腹腔内反复灌入和放出透析液，就可使潴留体内的代谢产物得到清除，水和电解质得到平衡而达到治疗的目的。

12.3.5.2 适应证和禁忌证

急性肾损伤符合以下指标一项以上，具有实施腹膜透析的适应证：

血尿素氮>29mmol/L（80mg/dl）或血肌酐>530umol/L（6mg/dl）、血钾>6.5mmol/L、血氯<75mmol/L、HCO_3^-<13mmol/L；高代谢表现（血尿素氮每天上升25mg/dl以上者）、急性肾衰竭少尿或无尿3天以上、临床症状明显、频繁呕吐，神志改变、水钠潴留、并发心功能不全、肺水肿或脑水肿、有弥散性血管内凝血者。

腹膜透析无绝对禁忌证，有下列情况应慎重：腹壁感染、近2~3天腹部做过大手术、腹腔、盆腔有局限性炎症或脓肿、妊娠、广泛性肠粘连、肠麻痹、严重肠胀气、肠造瘘及有腹内引流者、各种疝气、腰椎间盘脱出症等。

12.4 血液净化的应用

肾脏病治疗：血液净化在慢性肾脏病和急性肾衰竭治疗中的重要性。

　　肾脏病是一种常见的疾病，影响着全球众多人的健康。血液净化作为治疗肾脏病的重要手段之一，其作用不容忽视。通过清除体内多余的毒素和废物，血液净化能够减轻肾脏的负担，改善患者的症状，为肾脏病的治疗提供有效的支持。

　　血液净化在慢性肾脏病的治疗中发挥着关键作用。慢性肾脏病是一种长期的疾病，随着病情的发展，肾脏的功能逐渐衰退。而血液净化技术可以通过清除体内积累的毒素和废物，减轻肾脏的负担，从而延缓病情的发展。对于那些无法进行肾移植的患者，血液净化可以作为一种长期的替代治疗手段，帮助他们维持生命。

　　血液净化在急性肾衰竭的治疗中也具有重要作用。急性肾衰竭是一种紧急状况，需要立即采取措施来清除体内的毒素和废物。血液净化可以通过透析或血浆置换等方式，迅速清除体内的毒素和废物，帮助患者度过危险期。同时，血液净化还可以为进行肾移植的患者提供支持和过度治疗，帮助他们顺利度过术后恢复期。

　　在肾脏病治疗中，需要根据患者的具体情况选择适合的血液净化技术和治疗方案。不同的患者可能需要不同的血液净化技术和治疗方案。因此，医生需要根据患者的病情、年龄、身体状况等因素进行综合考虑，制定个性化的治疗方案。

　　总之，血液净化是治疗慢性肾脏病和急性肾衰竭的重要手段之一。通过清除体内多余的毒素和废物，减轻肾脏负担，改善患者症状。在未来的肾脏病治疗中，随着医学技术的不断进步和发展，我们期待更多的创新治疗方法能够为肾脏病患者带来更好的治疗效果和生活质量。

12.4.1 肾脏替代治疗的指征

肾脏替代治疗（renal replacement therapy，RRT）初始应用于存在各种类型疾病导致的肾功能不全的患者，用于调节因肾脏功能不全导致的水及电解质紊乱、氮质血症及酸中毒情况。临床上，急性肾损伤（acute kidney injury，A-KI）、慢性肾衰竭仍是肾脏替代治疗的主要适应证，但在另一方面，通过肾脏替代治疗，能够清除体内过多水和溶质、调节内环境等，在重症感染、急性胰腺炎、心功能衰等重症的治疗中发挥越来越重要的作用，肾脏替代治疗的指征也逐渐扩增。目前对肾脏替代治疗的指征不仅仅局限于肾脏"替代"，更逐渐倾向于多器官"支持"。

在急、慢性肾脏功能衰竭的患者中，若患者出现明显水负荷过重、酸中毒、高钾血症及氮质血症时，有紧急性RRT指征。而在一般治疗过程中，出于防止肾脏进一步损伤，促进肾脏功能恢复的考虑，Glassock等提出AKI患者的RRT指征包括：液体负荷过重、出现肺水肿表现、高钾血症、血清钾>6.5mmol/L、代谢性酸中毒、血pH<7.15、伴有症状的严重低钠血症、血清钠<120mmol/L、心包炎、脑病（精神错乱、肌阵挛性反射、抽搐、昏迷）、尿毒症症状、

高分解代谢（血尿素氮每日升高10.7mmoVL，血肌酐＞176.8pmo/L)、清除毒素（乙二醇、水杨酸等毒物中毒)、严重尿毒症导致出血。

在非肾性疾病的治疗中RRT可以从以下方面发挥器官功能支持的作用：液体平衡调节；酸碱平衡调节；体温控制；心脏支持；保护性肺功能支持；脑保护；肝脏支持与解毒。因此，临床出现各种疾病导致的各器官功能损害时，RRT可能使患者受益，因此也具有应用的指征。

12.4.1.1 液体平衡调节及心肺支持

液体过负荷是ICU患者死亡的独立危险因素。具有水负荷过重及严重心脏功能不全的患者，可以通过缓慢持续超滤、血液滤过等模式进行治疗。但在临床实施过程中，如何在维持组织灌注与减轻组织水肿之间达到平衡，以及各器官对液体的需求不完全一致，需要在临床及进一步的研究中不断探索。

在合并急性肺损伤或急性呼吸窘迫综合征的重症患者中，常需要行机械通气治疗。由于炎症等因素导致的血管通透性增高、补液及心功能不全等导致的血管内静水压增高等因素，常表现为肺组织水肿，监测血管外肺水多，也需要较高的机械通气支持条件，因此也增加了气压伤、容积伤等机械通气并发症的可能。在此临床状况下，可考虑RRT调节全身容量状态，改善肺组织水肿。

12.4.1.2 维持内环境稳定

多数情况下，通过调整补液及纠正血流动力学紊乱等治疗措施，可以纠正患者的酸碱及电解质平衡异常。但部分重症患者仍会出现严重内环境紊乱，表现出严重的顽固性酸中毒、严重高钾血症等危及生命的情况时，RRT成为合适的治疗选择之一。选择血液滤过、血液透析等模式可以较快地调节内环境，因此严重休克合并常规治疗难以纠正的内环境紊乱、尿崩症、无法控制的高钠血症等临床疾病均具有RRT指征。在实施RRT过程中，需要注意控制调节内环境的速度，避免矫枉过正，造成新的严重器官损害。

12.4.1.3 体温调节

重症患者常伴有因炎症引起的顽固性发热、中枢神经系统损害造成的中枢性高热脊髓损伤导致散热功能障碍出现发热等临床表现。在上述情况下，机体的能量消耗明显增加，且高热或过高热可能引起组织细胞的严重损害，且在临床治疗中，常规治疗常效果欠佳。此时体外RRT方法可以用于控制体温，减少能量失衡情况。此外，通过RRT也有利于各种营养物质及机体需要的元素的补充，增加了能量供应，可以进一步调节重症患者出现的能量供需严重失衡。因此，顽固的感染性高热、中枢性高热（脑出血、脑梗死等）、严重脊髓损伤、中暑等在常规治疗效果不佳时，有RRT治疗指征。

12.4.1.4 脑保护

外伤或脑部疾病常导致严脑组织水肿，严重的内环境紊乱（如高钠血症、低钠血症等）可能导致神经脱髓鞘改变，肾衰竭导致的体内代谢毒素可能导致肾性脑病，均可能进一步加重脑损伤。RRT可以减轻或逆转上述各种损害，根据需要选择血液滤过、血液透析等模式均有助于脑保护治疗。

12.4.1.5 骨髓保护

在严重感染及肾脏功能衰竭时，炎症因子及代谢毒素可能导致骨髓抑制红细胞生成减少、血小板功能降低是常见的临床表现，通过RRT清除炎症因子及代谢毒素有利于减轻骨髓抑制，起保护骨髓造血功能的目的。

12.4.1.6 肝脏支持与解毒

肝脏是机体的主要解毒器官之一，同时也是具有分泌凝血因子、蛋白及激素等的功能。在严重肝脏疾病时，体内多种代谢毒素清除障碍，内分泌功能损害可能导致多系统及器官损害。此时，体外的肝脏支持方法具有应用指征。在严重肝病时，根据清除的毒素的需要，可以选择血液透析、血液滤过、血液灌流、血浆置换、分子吸附再循环系统（molecular adsorbent recycling system，MARS）等在药物及毒物中毒时，若剂量较大超过机体清除能力，或需尽快、尽可能多地清除毒物时，有RRT指征。应该根据患者病情、治疗目的、药物和毒物特点合理选用RRT模式。血液透析是通过溶质弥散来清除毒物或药物故仅适用于水溶性、不与蛋白或血浆其他成分结合的小分子物质，对中、大分子量的物质无效。对大分子量、脂溶性、易于蛋白结合的药物或毒物，血液灌流的清除效果明显优于血液透析，这也是在抢救严重药物和毒物中毒时首选血液灌流的主要原因。治疗急性药物和毒物中毒时，常将血液灌流与血液透析、血浆置换和血液滤过等联合应用，以达到更好的清除效果。

12.4.1.7 其他方面

大量研究表明RRT能够清除机体循环内的部分炎症因子进而调节机体炎症反应，因此在常规治疗基础上可考虑应用RRT辅助治疗，对重症感染患者可考虑高流量血液滤过，进一步增加炎症因子的清除，改善患者病情。但目前对于感染患者的RRT治疗时，有研究发现提高清除炎症因子效率的超滤率70ml/(kg·h) 并没有比35ml/(kg·h) 更好，所以清除炎症因子是否能作为治疗指征仍未证实。有研究证明持续性血浆滤过吸附（CPFA）多黏菌素B、血液灌流等治疗方式在重症感染治疗中有效。此外，重症胰腺炎、横纹肌溶解、免疫系统疾病时RRT可以清除炎症因子或免疫相关因子、调节内环境及液体平衡等，在临床治疗中也可以尝试。

12.4.2 肾脏替代治疗的时机

既往的观点认为，在患者出现无尿、酸中毒、严重氮质血症或电解质紊乱等情况时可以考虑RRT治疗，但缺乏具体实施时机的统一标准，导致不同的研究RRT疗重症患者的效果也存在明显差异。随着认识的深入，目前越来越强调疾病的早期诊断、早期治疗，因此RRT的治疗时机也越来越受到临床的重视。

12.4.2.1 AKI患者肾脏替代治疗的开始时机

AKI患者RRT开始时机选择目前临床常果用RIFLE评分进行AKI的分级诊断。研究发现AKI在重症患者中的发生率为10%~60%，同时也是重症患者提示预后不良因素之一，一般认为AKI患者应在常规治疗仍无法纠正的顽固性内环境紊乱或液体过负荷等病理情况时进行RRT治疗，但缺乏明确的早期、晚期定义标准。目前仍需以AKI时患者血清学指标变化作为参考。较早期的研究多将尿素氮在21.4~53.6mmol/L以下开始的RRT定义"早期"，否则为"晚期"，多数结果表明当尿素氮在35.7mmol/L左右开始RRT治疗能够明显改善AKI预后，而更早的RRT对患者预后及肾脏功能的改善无明显影响。但尿素氮影响因素较多，患者的容量状态、营养情况等均可能对尿素氮测定值产生明显的影响因此单以尿素氮作为AKI严重程度的评价指标及RRT的指征依据可能并不充分。按照不同指标判定RRT的时机对患者预后的影响，可能得出并不一致的结论。不同的RRT开始时间定义的标准会直接影响RRT的治疗效果。但总的结论仍是早期行RRT治疗有助于改善AKI患者的肾功能，降低病死率，因此目前仍推荐在AKI患者出现明显的并发症前，尽早开始RRT，血尿素氮、尿量等指标可以作为开始RRT的参考，但尚缺乏统一的、理想的血清学标准。不同的早期、晚期定义可能导致RRT的治疗效果产生显著差异，需要进一步的研究明确。

12.4.2.2 慢性肾衰竭患者肾脏替代治疗的开始时机

在终末期肾疾病患者中，RRT已经成为一项常规且极其重要的治疗段。慢性肾衰竭患者可能并发肾性脑病、凝血功能异常、容量过负荷等RRT作为一项重要的治疗手段得到广泛应用，但RRT治疗会同时造成严重的社会负担和经济负担，并可能降低患者的生存质量。因此，对于慢性肾衰竭的患者RRT时机也仍存在争议。其他非肾性重症的RRT开始时机选择：随着对疾病认识的深入及RRT技术的提高，RRT已经不再局限于"肾脏替代"，而是更多地发挥"肾脏支持"作用，也越来越多地用于严重感染及感染性休克、横纹肌溶解、重症胰腺炎等非肾性重症患者的治疗。目前对这些疾病开始RRT的时机的研究较少，尚缺乏统一的标准。对严重感染或感染性休克及存在严重全身炎症反应的重症胰腺炎患者，可以采取高流量血液滤过、多黏菌素B血液灌流等模式进行治疗。由于RRT能够清除炎症因子、降低全身炎症反应，进而可以改善患者的病情，因此此时的RRT开始时间更倾向于早期进行，尤其是在常规治疗效果欠佳时应尽早开始。

12.4.2.3 肾脏替代治疗的停止时机

与其他有创治疗类似，当临床在重症患者中开始RRT治疗时需要考虑在何时撤离。一方面RRT治疗存在有益物质丢失凝血功能异常等并发症；另一方面患者或医疗保险经济负担增加患者生活质量降低，因此在患者病情好转，条件许可时也应尽早撤离RRT。但目前对RRT撤离时机的资料仍十分缺乏，临床更多的是在需要行RRT的原发疾病得到控制，肾脏功能逐步恢复，患者病情明显改善时按照经验选择RRT撤离时机。尿量、血肌酐水平可以作为AKI患者RRT撤离的敏感参考指标。而其他疾病的RRT的撤离时机仍需要大规模的随机对照研究证实。

12.5 管路的建立与管理

要进行充分的肾脏替代治疗，达到治疗目标，建立良好的血管通路是前提条件。血管通路是指体外循环的血液通路，即血液从人体内引出，经过体外循环部分，再返回人体内的通道。建立和维持一个有效的血管通路是进行血液净化的必要条件之。良好的血管通路需要具备三个特点：首先，能够提供充分的血流量，在间断血液透析治疗时要求血流量达到200~300ml/min，而在持续血液滤过时，血流量150~200ml/min即可，但要求长时间持续提供；其次，良好的血管通路需要保持持久的开放性，尽量避免管腔发生阻塞、打折或者血栓形成；再次，血管通路建立过程中对血管内皮损伤要小，从而将静脉血栓形成和血管狭窄的风险降到最低。良好血管通路的建立和维持受到多种因素的影响，包括血管通路的类型、导管材料与设计、导管的置入方法、血管通路功能的监测和血管通路的管理等。

12.5.1 血管通路的类型

不同的治疗需求决定不同的血管通路类型。临床上常见的血管通路主要包括临时性血管通路和永久性血管通路两大类。

12.5.1.1 临时血管通路

临时性血管通路是一种操作简单、快速建立、短期内使用的血管通路。目前股/颈内静脉置管的应用越来越广泛，已成为建立临时血管通路的首选方法。

12.5.1.2 长期血管通路

长期血管通路是一种使用方便、并发症少、易于长期保存的血管通路，主要适用于需要维持性血透或预计肾脏替代治疗大于1~3周的患者。长期血管通路的建立方法包括动静脉内瘘和皮下隧道-带扣深静脉置管。动静脉内瘘是目前应用最为广泛的透析患者血管通路。常选用前臂桡动脉和头静脉作动静脉内瘘，手术8~12周后静脉扩张管壁增厚，可在已动脉化的静脉血管中反复穿刺，多选用非优势侧前臂。内瘘最为安全，应用时间最长，据统计透析3年后65%~75%的内仍可使用。当然动静脉内瘘也存在成熟时间长、部分患者的血流量不足等缺点，对于血管条件差患者也不适宜应用。

皮下隧道-带cuff深静脉置管尽量在造影条件下将导管植入上腔静脉近心房处，提高了导管的机械稳定性并且可以减少留管过程中导管相关性血源性感染的发生率.维持时间长并能更好地达到预计透析量，研究发现皮下隧道-带cuff深静脉置管能提高急性肾衰患者的生存率。皮下隧道-带cuff深静脉置管目前主要应用于慢性肾病患者，由于AKI患者肾脏替代治疗时间难以估计故其在AKI中的应用价值还有待进一步的研究。

12.6 滤器选择

12.6.1 滤膜的分类

滤器主要由支撑结构和滤膜组成，决定滤器性能最重要的部件是滤膜。临床上早期用于维持性血透的透析膜是由天然棉花制成的纤维素膜，系生物不相容性生物膜，能激活补体系统、白细胞、血小板和内皮细胞，诱发"氧化应激"和"炎症应激"。而现在常用的血液滤过器（简称滤器）的滤膜通常是通过化学方法合成，各种膜的孔径大小也不同，通常将大孔径膜称为高通量膜，小孔径膜称为低通量膜。

12.6.2 滤膜的特点

滤过膜是用高分子聚合材料制成的非对称膜，即由微孔基础结构所支撑的超薄膜，膜上各孔径大小和长度都相等。合成膜具有高通量、超滤系数高、生物相容性良好的优点，成为目前重症患者CRRT治疗中应用最多的膜材料。

评估膜的性能主要包括以下几点：

超滤系数：指每小时在每毫米汞柱跨膜压力下液体通过透析膜的毫升数，反映膜对水的清除能力，其大小决定脱水量，是衡量透析膜通透性能的一个指标，单位为ml/（h，mmHg）。一般高通量膜的超滤系数>20ml/（h·mmHg），因此用于CRRT的器要求超滤系数应30ml/（h·mmHg）才能达到足够的超滤率。

通透性：此为评估膜的性能最重要的指标，通常用溶质的清除率来表示，它是评价滤器对溶质的清除能力。单位面积清除率是单位面积的质量转运系数它反应最大血流条件下，得到的最大清除率。

生物相容性：泛指血液与生物膜接触后发生的一切不良反应。非生物相容性膜容易活化补体系统产生过敏毒素C3a C4a和C5a以及调理素iC3b和膜攻击复合物，C5a可诱导白细胞活化，诱发"氧化应激"和"炎症应激"，加重炎症反应。通常合成膜的生物相容性好，对补体系统、白细胞和血小板的活化作用弱，而且合成膜的吸附作用较强，活化产生的一些过敏毒素、细胞因子也能及时被膜吸附。

12.6.3 对凝血功能的影响

滤膜与血液接触后可激活XI因子产生XIa因子，启动内源性凝血途径，最终纤维蛋白原变成纤维蛋白，沉积于滤膜的表面，同时血小板被活化聚集黏附在滤膜表面，加重了凝血反应。合成膜对内皮细胞损伤和血小板活化明显降低，因此对凝血功能的影响也相对较小。将某些具有抗凝作用的物质固化在透析膜材料上，可抑制血液凝固提高膜的生物相容性，还可降低肝素用量，并有可能实现无肝素化透析。

综上所述，理想的滤器应当具有以下几个特性：无毒、无致热原、物理性能高度稳定、高通量、截留分子量明确、使代谢产物（包括中分子物质）顺利通过、而大分子物质如蛋白质等仍留在血液内、高超滤系数、生物相养性好、对凝血功能影响小。

12.7 肾脏替代治疗的模式与选择

过去30年，伴随机械和电子技术进展，肾脏替代治疗模式也得以迅速发展。由最初的血液透析扩展为缓慢持续性超滤、持续静脉-静脉血液透析持续静脉-静脉血液滤过、持续静脉-静脉血液滤过透析、腹膜透析、血浆置换、血液灌流及上述治疗方式的组合和血浆滤过吸附等。按照替代治疗持续时间分为间歇性和持续性肾脏替代治疗。按照治疗剂量可分为高流量和低流量肾脏替代治疗。

12.7.1 血液净化在中毒治疗中的作用

血液净化通过特定的技术和吸附剂等材料，有效清除体内的有毒物质，减少对组织的损伤。对于药物中毒、农药中毒、酒精中毒等常见情况，血液净化能够迅速将有毒物质从体内排出，从而减轻中毒症状，为后续治疗赢得宝贵时间。

针对不同的中毒物质和具体情况，应选择适合的血液净化技术。例如，活性炭吸附可应用于药物或农药中毒；针对酒精中毒，可以选择酒精洗脱技术；针对某些重金属中毒，则可能需要选择特定的螯合剂进行清除。

血液净化在中毒治疗中具有不可替代的作用。通过选择合适的血液净化技术，可以有效清除体内的有毒物质，缓解中毒症状，为患者的康复创造有利条件。然而，血液净化治疗并非万能，还需结合其他治疗方法，如药物治疗、支持性护理等，以达到最佳的治疗效果。因此，在面对中毒情况时，应及时就医，听从专业医生的建议，选择合适的治疗方案。同时，加强预防措施，减少中毒事件的发生也是至关重要的。

12.7.2 自身免疫性疾病治疗

自身免疫性疾病是一种复杂的疾病，其特点是免疫系统攻击自身组织，导致炎症和组织损伤。对于这类疾病，传统的药物治疗往往难以根治，而血液净化作为一种新兴的治疗方法，已经在临床实践中显示出良好的效果。血液净化可以通过特定的技术，如血浆置换、免疫吸附等，有效地清除体内的异常抗体、免疫复合物和炎症因子。这些有害物质是导致自身免疫性疾病发生和持续的关键因素。

通过血液净化，可以迅速降低抗体浓度、减少免疫复合物的形成，从而显著减轻炎症反应，缓解疾病症状。除了直接清除有害物质，血液净化还能调节免疫系统功能。通过与特定的免疫吸附柱结合，血液净化能够选择性地清除异常的免疫细胞或调节免疫细胞的活性，从而使免疫系统恢复正常功能。这一过程有助于从根本上改善患者的免疫系统状态，降低疾病的复发风险。

值得注意的是，血液净化并不是适用于所有自身免疫性疾病的通用疗法。在治疗过程中，医生需要根据患者的具体病情、疾病类型和严重程度，选择适合的血液净化技术和治疗方案。同时，血液净化也需要与其他药物治疗、物理治疗等方法结合使用，以达到最佳的治疗效果。

血液净化作为一种新型的自身免疫性疾病治疗方法，已经在全球范围内得到广泛应用。随着科研的深入和技术的进步，血液净化在自身免疫性疾病治疗中的地位将越来越重要。通过不断地研究和探索，我们有望为更多患者带来更加有效、安全的治疗方案。

12.7.3 其他疾病治疗

血液净化还可用于治疗一些其他疾病，如肝衰竭、脓毒血症等。通过清除体内多余的毒素和废物，帮助患者度过病情严重阶段，提高治疗效果。同时，也可以用于救治急性中毒和其他紧急情况，为患者争取抢救时间。在治疗其他疾病时，需要根据患者的具体情况选择适合的血液净化技术和治疗方案。

脓毒血症是一种由于感染引起的全身性炎症反应综合征，病情严重时可能导致多器官功能衰竭。通过血液净化技术，可以清除体内多余的炎症因子和毒素，减轻患者的病情，提高治疗效果。

在治疗其他疾病时，需要根据患者的具体情况选择适合的血液净化技术和治疗方案。例如，对于脓毒血症患者，可以选择连续性血液净化技术，以缓慢清除体内的毒素和炎症因子，减轻患者的病情。而对于急性中毒患者，则可以选择血液灌流或血浆置换等技术，快速清除体内的毒素或有害物质。

总之，血液净化技术在治疗其他疾病方面也具有重要作用。它可以清除体内多余的毒素和废物，减轻患者的病情，提高治疗效果，为患者争取抢救时间。但需要根据患者的具体情况选择适合的血液净化技术和治疗方案，以达到最佳的治疗效果。

12.8 监测与调整：血液净化的关键环节

在医疗领域中，血液净化是一项复杂且高风险的治疗手段。为了确保治疗的有效性和患者的安全，监测与调整成为了至关重要的环节。

血液净化治疗过程中涉及到体外循环，风险也随之增加。因此，对患者的生命体征进行密切监测是至关重要的。

监测的目的是及时发现异常情况，为医生提供准确的信息，以便迅速作出反应。这包括观察患者的血压、心率、呼吸、体温等生理指标，以及评估患者的意识状态、肢体活动等情况。通过实时监测，一旦发现任何异常，医生可以立即进行干预，调整治疗方案和技术参数，以最大限度地保障患者的安全。

除了对生命体征的监测，病情变化的观察也是至关重要的。例如，患者在接受血液净化治疗后，肾功能可能会有所改善，这就需要及时调整用药方案和透析参数。同时，对于任何异常反应的发生，如过敏反应、低血压等，也需要迅速查明原因并采取相应的处理措施。

除了治疗过程中的监测与调整，定期评估患者的身体状况和生活质量也是不可或缺的环节。这包括对患者的营养状况、心理状态、社会功能等方面的评估。通过这些评估，医生可以全面了解患者的身体状况，及时发现问题并进行处理。

综上所述，监测与调整在血液净化过程中起着至关重要的作用。通过科学、严谨的监测与调整，可以确保治疗效果的最大化，并最大限度地保障患者的安全。

12.9 血液净化的未来发展

随着医学技术的不断进步，血液净化技术也在不断发展。未来，血液净化技术将更加注重个体化治疗和精准医疗，根据患者的具体情况和疾病类型，选择更加适合的净化方法和材料。同时，新型的血液净化技术也将不断涌现，如纳米技术、生物工程技术等，这些技术将为血液净化领域带来更多的突破和创新。另外，血液净化与其他治疗方法的结合也将成为未来的发展趋势，如与药物治疗、手术治疗等相结合，以提高治疗效果和患者的生存率。

血液净化作为一种重要的医疗技术，在肾脏病治疗、中毒治疗、自身免疫性疾病治疗和其他疾病治疗等方面发挥着重要作用。随着技术的不断发展和完善，血液净化将在未来的医疗领域中发挥更加重要的作用。同时，我们也应该认识到，血液净化是一种辅助治疗手段，患者还需要配合医生的治疗建议和生活方式调整，以达到最佳的治疗效果。

第十三章 常见血管通路危重症

据中华医学会肾脏病学会统计：2014年，我国终末期肾病患者总数为216万人，2016年增加到257万人，到2017年达到290万人，预计到2030年，我国终末期肾病患者人数将突破400万人。目前对于终末期肾脏病的治疗包括肾脏移植，血液透析以及腹膜透析治疗，其中，绝大多数患者选择血液透析作为肾脏替代治疗。

血管通路是终末期肾病患者"生命线"。其种类包括自体动静脉内瘘，人工血管动静脉内瘘以及临时及半永久性血液透析导管。目前尚无绝对理想的血管通路类型，参照国际上一些指南的建议，专家组认为长期性血管通路应该首选自体动静脉内瘘（AVF）。当AVF无法建立时，次要选择应为移植动静脉内瘘（AVG），带隧道和涤纶套的透析导管（TCC）应作为最后的选择。目前我国大部分地区的统计数据显示，AVF是我国维持性血液透析患者的主要血管通路类型，但第2位的血管通路类型是TCC，AVG所占比例最低。然而，无论是AVF、AVG、还是TCC，其在建立及使用过程中均会出现各种危重并发症，严重者危及患者生命。

相对于AVG及TCC，由于AVF使用的是自体血管，患者的并发症发生率及死亡率均较低，文献报道：相对于AVF，使用TCC的患者相对死亡风险经校正后为1.45，相对于日本及欧洲国家，美国透析患者的死亡率较高。对病例综合因素以及血管通路因素校正后，死亡风险不再有显著差别。这表明通过临床医生改进患者血管通路类型，即增加AVF比例，减少AVG及TCC比例，可以减少患者死亡率。

死亡风险最高的是TCC，其次是AVG，风险最小的是AVF。同时，使用AVF患者并发症发病率最低，常见并发症包括：感染、导管脱出、导管功能不良、穿刺导致假性动脉瘤、以及住院次数、住院费用。研究表明：使用TCC和AVG患者的感染次数和住院次数比AVF高，与AVF相比，使用TCC的感染风险增加5~7倍。此外，TCC作为血管通路除了发病率较高，其医疗花费也较高，在美国，每位患者每年的血管通路医疗花费分别为：AVF：3194美元，AVG：5960美元，TCC：7451美元。

良好的血管通路是终末期肾病患者透析质量以及生存质量的保证。临床医生在面对具体的患者时建立合适的血管通路类型。满足患者透析需求，减少并发症及住院花费。同时，在出现血管通路危急症时，沉着应对，积极及时治疗，最大限度抢救患者血管通路，保障患者透析及生存质量。本章节主要讨论AVF、AVG、TCC等常见通路类型各种危重症的诊断及处理。

第一节　自体动静脉内瘘早期功能障碍

相对于人工血管内瘘以及半永久性透析导管，自体动静脉内瘘是最理想的通路类型。2006版K/DOQI指南提出自体动静脉内瘘（autogenous arteriovenous fistula，AVF）成熟是指内瘘穿刺时外渗风险最小，在整个过程中均能提供充足的血流量内瘘使用时间至少为术后1个月，最好6~8周以后。目前对于自体动静脉内瘘的成熟尚无统一标准。指南认为内瘘成熟应遵循3个"6"原则，即瘘管血流量>600ml/min，动脉化的静脉血管直径>0.6cm，皮下深度<0.6cm，血管边界清晰可见。但此为无确切证据支持的观点性条款，工作组对于理想的内瘘成熟标准尚未达成一致。内瘘早期功能障碍目前暂无公认的定义，事实上，这个名字并不规范。不少学者也称为：成熟障碍，早期失功等术语描述。目前，大多数学者将AVF建立后从未使用或者在3个月内失效定义为早期功能障碍。笔者认为，早期功能障碍种类主要包括两大类：①内瘘建立后早期发生闭塞；②内瘘建立后，血流通畅，但无法满足透析流量，无法穿刺。早期功能障碍是临床上比较常见的问题，其发生率在20%~60%。

13.1.1 病因

早期功能障碍原因目前还没有完全清楚，但是和以下因素相关：

13.1.1.1 动静脉血管直径

对于终末期肾病（end stage renal disease，ESRD）患者，在透析前需要定期抽血化验各项指标，监测血压，监测病情变化，输液治疗等。然而这些对血管的有创性操作不利于保护血管。在肘窝及腕部背侧头静脉的反复穿刺可增加形成血管硬化及血栓性静脉炎的风险。对肱静脉或贵要静脉置入外周中心静脉导管（PICC导管）的患者在内瘘位置的选择上要面临更加复杂的问题。对桡动脉穿刺抽血气分析以及心血管科造影等检查增加了动脉的损伤；临时颈内静脉置管可伴发中心静脉狭窄等严重并发症，增加感染的机会，影响内瘘成熟，瘘内侧肢体血管的静脉穿刺史以及插管史，可引起局部血管内膜损伤，导致局部血管内膜增生，同时内膜粗糙易形成附壁血栓，可引发内瘘血管狭窄，成熟不良，甚至血管闭塞。在ESRD的患者甚至是医护人员中，进行关于血管保护的宣教，对于选择长期血管通路如动静脉内瘘，以及提高内瘘成熟率和延长内瘘使用寿命是非常有必要。

另外，动、静脉血管管径大小对于内瘘的成熟是至关重要的。欧洲透析指南建议，术前的桡动脉、头静脉直径均应>2mm。Harold等研究了348例患者，认为桡动脉、头静脉直径在3mm时，内瘘成熟率较高。Malovrh报道如桡动脉直径<1.5mm，3个月的成熟率只有36%，而在桡动脉直径>1.5mm的人群中成熟率可达83%。有文献报道术前头静脉直径≥2.5mm，桡动脉直径≥2.0mm时内瘘成熟率较高。目前，血管直径与内瘘成熟相关性尚存在争议，要通过术前评价血管内径来预测内瘘的成熟，仍需大量临床数据的支持。

13.1.1.2 内瘘位置

有些学者认为，内瘘的位置与内瘘的成熟密切相关，上臂内瘘成熟率相对较高，前臂内瘘的初期失功率为66%，上臂内瘘的初期失功率为41%，前臂内瘘比上臂内瘘具有较高的失功率。也有文献报道，内瘘的成熟与内瘘位置无关，作者认为内瘘的成熟与患者手术部位相关的原因和血管管径明显相关，肘部血管相对于腕部血管，无论动脉还是静脉管径均明显增加。同时，内瘘的成熟与血流量的大小有着密切的关系，上臂内瘘血流量相对较大，易达到满足透析需要的血流量。

13.1.1.3 性别、年龄及伴随疾病

性别、年龄及伴随疾病等因素可以影响内瘘的成熟。有文献研究，性别与内瘘的成熟有关，认为女性患者的内瘘成熟率较低，相似文献认为随着年龄的增长，内瘘初期失功率越来越高。Charmaine等研究了422例患者，认为男性（OR=0.54，95%可信区间0.30~0.96）及白种人（OR=

0.43；95%可信区间0.24~0.75）内瘘成熟失败的几率较低，而年龄大于65岁（OR=2.23，95%可信区间1.25~3.96），外周血管疾病（OR=2.97，95%可信区间1.34~6.57），冠心病（OR=2.83，95%可信区间1.60~5.00），高脂血症（OR=2.02，95%可信区间1.08~3.97），糖尿病（P=0.05，OR=1.77，95%可信区间0.98~3.17）均影响内瘘的成熟。高血压、贫血、心肌梗塞、冠状动脉搭桥术、脑血管事件、血栓性静脉炎以及肺栓塞等增加了内瘘成熟不良的风险。当平均动脉压<85mmHg（1mmHg=0.133kPa）时，内瘘不容易成熟，另外，外周血管疾病容易引起内瘘功能不良。

13.1.1.4 技术因素

手术医生的技术、经验也是决定内瘘成熟率高低的另一重要因素。术中的操作粗暴，严重牵拉血管，损伤血管内膜，以及连接血管时静脉扭曲等均增加内瘘成熟不良的风险。手术过程中不必要地牵拉血管，手术器械碰触血管内膜，缝合血管过程中操作不当，吻合口渗血补针等，极易造成血管内膜的损伤，形成血栓，甚至内瘘狭窄闭塞，导致内瘘成熟不良以及失功。另外，连接血管时，血管扭曲，吻合后易形成涡流，引起局部内膜增生，发生内瘘狭窄或闭塞，导致内瘘成熟不良。Dixon等报道有经验的手术医生与经验不足的医生相比，所做的动静脉内瘘中成熟的概率更高。所以，加强对血管通路手术医生的技术培训，培养优秀的通路手术医生成为促进内瘘成功有效方法。

13.1.2 症状

不同类型早期功能障碍患者症状表现略有不同：对于内瘘闭塞患者，表现为动静脉内瘘处局部肿痛，皮肤发红，内瘘体表未扪及震颤等表现，对于内瘘狭窄患者，表现为：内瘘震颤较弱，瘘静脉充盈欠佳，无法满足透析流量要求，穿刺困难等。

13.1.3 检查

物理检查　以视诊、触诊、听诊作为基本检查手段，结合举臂抬高试验和搏动增强试验，通过判断狭窄从而识别AVF功能不良的监测方法。指南推荐每次穿刺前都应对AVF进行物理检查。搏动增强试验是指压闭AVF静脉段吻合口近端，压闭处远端若无搏动增强表现，提示流入道狭窄。举臂抬高试验是指患者取卧位，举起瘘侧上肢，观察瘘体及流出道血管塌陷情况。若不能塌陷或部分塌陷，提示异常处有狭窄的发生。

超声检查　彩色多普勒超声是临床上既可以直接监测AVF流量，又能提供狭窄及闭塞解剖学资料的一种监测方法。通过测定超声波在不同血流速度中产生的频移计算出血流速度，再通过血管内径测定计算血流量，同时还可以明确狭窄或者血栓的部位和范围。各指南均推荐应定期使用超声对内瘘参数进行监测。

数字减影血管造影（DSA）　DSA是了解AVF血管功能的重要方法，DSA可直观显示血管狭窄的部位、长度及狭窄与瘘口的距离，并能动态监测静脉狭窄、静脉闭塞、动脉狭窄、瘘口狭窄及静脉动脉瘤等AVF并发症情况，因此对于观察内瘘的血流动力学十分有利，也常常被认为是诊断动静脉内瘘功能不良的"金标准"。

13.1.4 诊断

本病诊断简单，结合患者手术病史，物理检查情况，以及超声等检查发现，存在明确的狭窄或者闭塞，均能很好地诊断。

13.1.5 治疗

在进行治疗之前，应先确定治疗方案。标准的处理流程不能用来解决个体化的病例。方案的建立应始于仔细和充分的体格检查，明确是否存在病变、确定问题的性质和部位。

13.1.5.1 重建动静脉内瘘

内瘘切除重建手术通过切除内瘘狭窄或者闭塞段重建达到恢复内瘘通畅的效果，术式相对简单，技术成功率较高，术后效果确切。而且对于术前内瘘已成熟患者，术后可立刻进行血液透析治疗，费用便宜，为一种有效、经济的方法。尤其是对于反复球囊扩张效果欠佳，维持通畅时间较短患者。但反复手术可造成血管资源耗竭，还可因外科手术的创伤造成新的狭窄。另外对于离内瘘吻合口较远的或节段性的AVF狭窄和闭塞则效果不佳。尤其是对于预期生命较长，血管资源宝贵的患者，应尽量节约及保护患者血管资源，减少血管损伤。笔者具体方案如下：根据患者血管病变部位，行局部麻醉或者臂丛麻醉，在病变部位行2~3cm纵切口，找到并游离已明显增粗动脉化的内瘘静脉端，游离处病变部位血管，如果狭窄部位短，且较局限，可以直接切除病变部血管，再与断端静脉血管行端端吻合。如果病病变部位血管长度较长，则需要结扎病变静脉远端齐，近端稀肝素盐水液压扩张；桡动脉上止血夹后，行6~8mm纵切口，将静脉侧血管适当修整后，使用7-0血管缝线将动脉和静脉行端侧连续吻合，放开止血夹可触及明显内瘘震颤。观察无活动性出血，关闭切口。

13.1.5.2 经皮腔内血管成型术（percutaneous transluminal angioplasty，PTA）

近年来PTA开始应用于动静脉内瘘狭窄和闭塞的治疗，此方法具有创伤小、手术时间短、失血少、恢复快、即时疗效显著、可保留有限血管资源、重复性高等优势。既往传统的PTA是在数字减影血管造影（DSA）下完成的，但因DSA价格昂贵，存在一定量辐射损伤，而且造影剂会引起残存肾功能进一步恶化等原因，使得DSA下PTA使用方面受限，由于近年超声探头技术的发展，此外，内瘘血管在体表较表浅处，高频探头能清晰显示其结构。因此笔者常常采用的是在超声引导下的PTA治疗内瘘的狭窄或者闭塞。其，具有廉价、无辐射、零损伤残余肾功能特点，具有巨大技术优势。有研究报道目前PTA技术和临床成功率均大于90%。加之操作简单，损伤小，节约血管资源，即做即用等优势，超声引导下PTA具有远大前景。PTA的并发症较少，常见为穿刺点血肿、血管破裂、远侧端血管闭塞等。合理的手术方案、术中仔细及正确的手法操作可增加PTA成功概率，降低并发症发生风险。

吻合口及周围狭窄的处理

狭窄或闭塞发生的最常见部位是AVF的近吻合口节段。包括：只有近吻合口狭窄，只有吻合口狭窄，以及两者同时存在。对于此类病变，由于通常需要扩张瘘静脉以及桡动脉，如果采用头静脉穿刺置鞘逆血流通过球囊及导丝通过，角度太大，通常不易通过，此外由于早期内瘘功能障碍患者瘘静脉成熟障碍，使用血管鞘穿刺的话对血管损伤太大，常不易止血。因此，此病变部位笔者常选择桡动脉远心端穿刺置鞘，易于导丝及球囊通过及止血，但是，桡动脉远心端较细小，通常在1mm左右，需要精确的超声引导。当然，对于瘘静脉比较粗大表浅，吻合口角度不大的患者，仍是可以选择瘘静脉穿刺置鞘。

治疗近吻合口或吻合口病变的第一个步骤是将导丝穿过吻合口并进入动脉足够长度，以到达血管成形术球囊的理想位置。在有些情况下，将导丝沿顺行方向向下置入，就可以安全有效地治疗病变。但是，在很多病例，导丝最好还是沿动脉往上通行。有时改变导丝方向存在困难，这时借助血管鞘内芯或者造影导管大多数情况下均能顺利通过。处理不累及吻合口的吻合口旁病变时，可能只需要1个血管成形球囊，但如果病变涉及动脉，则通常需要两种尺寸的球囊。如果通过吻合口的血管成形球囊处于动脉中，其尺寸应当与动脉直径匹配。大多数情况下，4mm的球囊适用于桡动脉，6mm的球囊适用于肱动脉，但是存在个体差异，应按这种差异进行选择。处理AVF本身的病变时，使用超过尺寸20%~30%的球囊比较合适。注意避免这种偏大（通常情况）的球囊进入吻合口和邻近动脉。扩张之后，应进行治疗后血管造影或者超声实时评估以查看并发症。为获得疗效，血管成形术会损伤（撕裂）血管。

瘘静脉狭窄或闭塞的处理

瘘静脉狭窄或者闭塞处理通常相对简单。应按下述的步骤进行操作。穿刺置鞘：由于瘘静脉表浅，直径较粗，穿刺简单，通常选择瘘静脉行穿刺置鞘。其次是导丝通过。如果导丝能按照正常静脉的预期路径通行是最好的，尤其是如果能顺利通入中心静脉过着肱动脉。一旦导丝方向向上且经核查位置正常，则可置入高压球囊。球囊应当较正常静脉部分的尺寸大20%~30%。有些病变可能扩张效果不好，则需要超高压力球囊。一项研究1861发现自体AVF病变中20%需要的球囊扩张压力高于20个大气压。一旦狭窄解决，超声下显示的血管管腔结构应当变得清晰血流信息恢复，体表能感觉血管部位血流充溢，血管恢复弹性。

有的情况下，通过一次操作解决与早期功能障碍有关的所有病变、病理和异常是不可能的，甚至这种想法也是不明智的。很多时候，进行的每一次介入都会引起血管痉挛。面对这些病例，医生会失去判断病情的能力。甚至有病例，由于静脉痉挛，内瘘治疗后看起来比治疗前更糟糕。多次诊治、分期实施治疗是有利的策略。治疗间期的评估是评价已完成步骤的效果和判断此后所需治疗的有价值的工具。所有病例均应在治疗后2~3周进行临床评估以评判治疗效果和评价继续治疗的必要性。部分学者对于动静脉内瘘的促成熟治疗的方法是分时段逐级扩张，即最开始使用小球囊扩张，比如4mm球囊扩张，一段时间后使用5mm，最后使用6mm球囊扩张内瘘直至内瘘成熟。对于早期失功能病例，笔者建议谨慎使用超过6mm球囊，因为内瘘未完全成熟，瘘静脉血管壁未明显增厚，导致血管破裂后收缩功能有限，极易导致血肿的形成。

动脉狭窄或闭塞的处理

在动脉狭窄的范畴内，我们需要考虑两种病变：吻合口狭窄和供血动脉狭窄。前者更常见，据原因笔者分析：大多数原因为术者吻合时候手术操作导致，后者原因多数见于糖尿病，动脉粥样硬化，肱动脉高分叉等原因。

处理该类狭窄或者闭塞，大多数病例，通过逆行静脉穿刺可以较容易地治疗这种流入道问题。只有一种情况需要从动脉入路。正如上文所提到的，使用静脉通路，必须保证导丝逆行向上进入动脉以到达病变部位。这个入路可能不容易建立，导丝可能需要熟练控制以通过吻合口进入动脉。

血管成形球囊尺寸的选择应按照病变毗邻动脉的直径来判断。静脉耐受性好、需要高压力，而在动脉扩张中应注意避免。总的来说，压力不应超过10~12个大气压。需谨记动脉的功能至关重要，它的损伤可能影响手指的供血。治疗后通常要进行血管造影或者超声确认。

13.1.6 临床案例（自体动静脉内瘘早期功能障碍）

患者女性，65岁，因"维持性血液透析4年余，透析导管功能障碍1周"入院。4年前患者于外院诊断"慢性肾衰竭（CKD5期）"，行左前臂动静脉内瘘成形术，术后1天出现内瘘闭塞，遂行右侧长期透析导管置入术，术后长期使用导管透析。近1周患者维持性血液透析治疗出现导管功能障碍，无法满足透析需要。患者因自身原因要求开通闭塞内瘘，拔出长期透析导管。8年前诊断"糖尿病"，长期胰岛素治疗，血糖控制可。入院查体：体温：36.3℃，脉搏：84次/min，呼吸：20次/min，血压：145/80mmHg（1mmHg=0.133kPa）；慢性病容，轻度贫血貌，眼睑及颜面部无水肿，结膜无出血，两肺呼吸音清，未闻及干湿性啰音；心前区无隆起，叩诊心浊音界扩大，心率84次/min，律齐，未闻及心包摩擦音。腹平软，全腹无压痛及反跳痛，肝脾肋下未触及，双下肢无水肿。入院后查血常规：血红蛋白146g/L，血小板98×109/L，白细胞6.69×109/L，中性粒细胞85.1%；肾功能：血清肌酐890μmol/L，尿素氮：30.84mmol/L，血尿酸：509.6μmol/L；肝功能：谷氨酸转氨酶：28.0U/L，门冬氨酸氨基转移酶：30.0U/L，白蛋白：31.5g/L，球蛋白：31.1g/L；电解质：钾5.05mmol/L，钠133.6mmol/L；钙2.47mmol/L，镁0.98mmol/L，磷1.54mmol/L；随机血糖10.30mmol/L；通路查体：患者右侧长期透析导管固定在位，出口无红肿，局部皮肤压痛（-）。左前臂内瘘位扪及震颤，未听及杂音。

诊断：①慢性肾脏病（CKD5期）维持性血液透析状态②导管功能障碍 ③自体动静脉内瘘早期功能障碍（闭塞）。

治疗计划：你拔除透析导管，开通闭塞内瘘。

手术过程：

1. 结合患者病史特点，超声确定患者内瘘闭塞范围及原因，体表血管描迹（图1）。

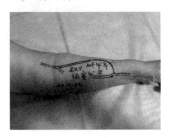

图1 血管描迹

2. 超声下明确患者病变原因及部位：该患者为靠近吻

合口部位的瘘静脉闭塞（图2）

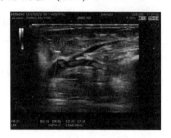

图2 患者为靠近吻合口部位的瘘静脉闭塞

3. 瘘静脉穿刺置鞘以及导丝通过（图3）

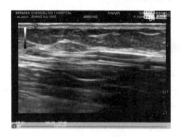

图3

4. 球囊扩张（图4）

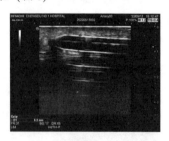

图4

5. 闭塞血管再通：

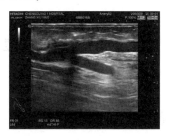

图5

第二节 自体动静脉内瘘晚期功能障碍

内瘘晚期功能障碍的定义：指在正常使用一段时间后内瘘出现的功能障碍。晚期功能障碍的主要原因是静脉狭窄和获得性的动脉病变。这些病变表现为压力增加、血流下降等内瘘病理性改变，会导致透析不充分，最终形成血栓。早期功能障碍的病变类型在晚期也能观察到。究竟这些病变是本来就存在、未在初期造成障碍，还是在AVF使用中逐渐发展（或进展）的，目前还不清楚。

13.2.1 病因

内瘘建立过程中，由于手术对局部解剖结构的破坏，以及建立后血流和剪切力模式影响内皮细胞功能，管腔狭窄最终倒导致内瘘失去功能。

13.2.2 症状

成熟的内瘘具备以下条件：内瘘静脉自然血流量>600mL/min，静脉直径>0.6cm，静脉皮下深度<0.6cm，由于经常穿刺透析，因此内瘘皮肤常见未愈合的穿刺点，血管膨大等。对于内瘘闭塞患者，表现为动静脉内瘘处局部肿痛，皮肤发红，内瘘体表未扪及震颤等表现，对于内瘘狭窄患者，表现为：内瘘震颤较弱，瘘静脉充盈欠佳，无法

满足透析流量要求，穿刺困难等。

13.2.3 检查及诊断

晚期内瘘功能障碍的检查及诊断同早期内瘘功能障碍，本节不赘述，详见上一节内容。

13.2.4 治疗

晚期内瘘功能障碍的治疗包括对病变血管的处理以及血栓处理两部分。前部分同早期内瘘功能障碍，本节不赘述。本讲详细介绍内瘘血栓的处理。

无论是药物治疗溶栓还是手术去除血栓，在开始治疗血栓前，应该明确患者血栓的类型：新鲜血栓还是陈旧性血栓，以及血栓量多少，内瘘形成血栓的原因等。为下一步手术方案的确定提供支持。

内瘘血栓形成的性质

血栓形成三要素包括：血流动力学异常，高凝状态，血管内皮损伤。内瘘血管由于穿刺，动静脉连接短路原因导致其本身具备形成血栓条件。由于静脉狭窄引起血流阻力上升或由于动脉流入病变导致AVF中的血流变缓慢，最终会形成血栓。AVF血栓临床表现各异，因此需要个体化的评估。一个标准化的治疗方案显然是不足以满足临床需要的。当血凝块形成后，凝块的数量差异很大。实际上，在有的病例中，血栓载量可以非常大。这在上臂AVF中更常见，被称为"超大瘘"，意思是内瘘看起来显著扩张、弯曲、有多个动脉瘤。人工移植物反应性较低。当凝块形成时，通路和血栓之间没有明显的反应。这与AVF不同。AVF通路中的血栓是炎性血栓，它与AVF壁作用、黏附并开始机化。这个过程使针对血栓治疗和移除的措施变得复杂。它也影响着关于治疗AVF血栓时机的决定。此外，血栓形成的时间对于后期治疗方案的选择也有明显影响，对于早期形成血栓，一般以一周内为限，临床可以选择溶栓治疗，而对于血栓形成超过一周甚至更长时间，由于血栓的机化溶栓治疗再通率极低，只能血栓开放手术取栓。另外需要注意的是，溶栓治疗如果使用的是尿激酶的话，由于尿激酶是通过激活血液中纤溶酶原形成纤溶酶发挥作用，因此，在使用尿激酶泵入时必须要考虑引入循环血液，才能不断带来纤溶酶原，发挥溶栓作用。

与内瘘血栓形成相关的病变

事实上，AVF的血栓100%均合并病理性解剖结构改变。比如：瘘静脉瘤样膨大附壁血栓形成，且此类血栓多为陈旧性血栓，以血小板即纤维成分为主，质硬，溶栓效果较差。处理血栓只是"对症"，了解血栓形成血管病变，解决病变血栓的狭窄问题才是解决血栓形成根本。

内瘘血栓形成的治疗

13.2.4.1 手法按摩

基层医院较常用的血栓治疗方法。适应证为新鲜血栓，建议血栓形成时间<24h，最好<6h。为避免动脉栓塞及肺栓塞，对于距离吻合口较近血栓、以肱动脉为流入道内瘘血

栓者，体量较大血栓不建议应用该方法。此外，血管较深，管壁重度钙化部位、下游重度狭窄部位的血栓手法按摩成功率低，不建议应用。需要强调的是，按摩成功后，一定要完善超声检查，明确血管病变部位即狭窄程度，进一步对狭窄处理。

13.2.4.2 尿激酶溶栓

尿激酶溶栓是较早用于血栓治疗的方法，尤其在无急诊处理内瘘并发症的基层医院广泛应用。早期外周溶栓的方法耗时长、成功率低、出血，后改进为经典的溶栓一等待技术，并开始与其他腔内技术联合应用，适应证：血栓形成时间48h以内；无明显瘤样扩张。笔者也曾经尝试闭塞10天左右内瘘，溶栓再通率约45%。禁忌证包括近期活动性出血；外科手术史；尿激酶过敏，右向左分流疾病，巨大血栓量，感染等。具体操作：超声实时引导下套管针穿刺近吻合口回流静脉并穿过血栓头，将尿激酶30万Iu溶于30ml生理盐水中，微量泵10ml/h泵入3h，配合局部手法按摩，加大血栓与尿激酶接触面积，每半小时物理检查结合超声检查评估治疗效果。

本方案优点为：不需要特定场合，尿激酶较便宜，临床实施起来可操作性强，大大降低下一步手术难度，但是其缺点也明显：包括：出血，内瘘胀痛，手法按摩容易导致血栓移位甚至导致动脉闭塞或者肺栓塞。

13.2.4.3 球囊导管辅助除栓 (balloon assisted declotting, BAD)

即使用球囊辅助腔内除栓。用于的球囊导管包括球囊取栓导管 (Fogarty球囊) 及球囊扩张导管 (PTA球囊)，其中Fogarty球囊) 分为陈旧性Fogarty球囊以及普通Fogarty球囊。常规使用的Fogarty球囊适合用于新鲜血栓的移动及去除：将血栓拖拉到皮肤切口以去除血栓。而陈旧性Fogarty球囊通过一伸缩推送杆改变其导管前段装置直径，以适应血管直径，将血栓刮除，拖拽移动，适用于血栓较陈旧，与血管粘连较紧密的血栓。PTA球囊为半顺应性或非顺应性球囊，主要用于挤压碎栓及纠正并存的解剖学狭窄，其适应证为无明显瘤样扩张 (管腔内径<8mm) 者。明显瘤样扩张、瘤内径过大者PTA挤压无法充分挤碎瘤壁血栓，若选择更大型号球囊可能使邻近血管面临破裂风险。PTA球囊直径选择：以血栓部位非狭窄血管的内径为参考，应小于参考血管内径1~2mm，以降低因血栓占据一定体积导致挤压碎栓时血栓段血管破裂风险；长度选择8~10cm长球囊，以提高碎栓效率并避免操作过程中血栓"逃逸现象"。该方法可与溶栓联合应用。BAD除栓的另一个方式为封堵血流，封堵后采用其他除栓方式 (溶栓、按摩、挤压等) 处理血栓以进一步增加操作安全性"，同期可以继续应用封堵的球囊进行拖拉或挤压碎栓。封堵部位可以为血栓的上游区域 (包括吻合口及吻合动脉)、下游区域 (回流静脉)、该方法

中球囊依据整体治疗（包括狭窄存在与否、内径大小等）进行选择，可以为Fogarty球囊或PTA球囊，也可两者均选。

13.2.4.4 大鞘抽吸血栓

该方案为本中心最常用的血栓处理方案，具体方法为：在瘘静脉长期穿刺处或者瘤样扩张处置入10f血管鞘，超滑导丝通过病变部位，将鞘口抵到血栓尾端，体表局部按压血栓，将血栓碾细小，最后使用10f血管鞘反复抽吸出血栓。该法简单，易于操作，可重复性强，血栓处理花费低。但是也有一定的局限性：适用于较新鲜血栓，反复进出血管抽吸，对血管损伤较大。血栓清除结束以血管缝线自血管腔至皮肤全层缝合即可，也可局部直接弹性绑带压迫约2小时后再开始逐渐松解弹性绑带。

13.2.4.5 机械性碎栓

机械血管清除术（PMT）的应用能有效减少溶栓剂的用量及时间，缩短住院时间，并减少相关出血性并发症的发生率。目前国内可用的PMT器械包括大腔导管抽吸、Straub血栓抽吸导管、AngioJet血栓抽吸导管等。pmt装置应用于内瘘血栓形成的案例不多，其在对于内瘘导致中心静脉血栓形成患者有较明显优势。笔者曾经使用Rotalex对内瘘血栓的处理：其通过高速旋转的头端（40000转/分）将血栓击碎，再通过虹吸作用将血栓抽吸出体外。该装置具有创伤小，可处理新鲜及陈旧血栓，可处理不同位置血栓等优点，但具有费用高，失血较多等缺点。

13.2.4.6 开放手术

开放手术虽然创伤较大，但是相对腔内手术而言，开放手术适用于绝大多数内瘘，尤其适用于以下情况：心肺功能差、存在心脏由右向左分流等需将血栓取出；合并较大瘤样扩张病变（血栓体量>100ml）；合并假性动脉瘤；出现血栓静脉炎表现；预判合并狭窄腔内治疗远期通畅性差如瓣膜、迂曲、钙化、外压等导致的狭窄。合并较大瘤样扩张、假性动脉瘤内瘘，进行开放手术取栓既可降低肺栓塞风险又能同期进行瘤重塑、假性动脉瘤修补。部分瓣膜病变腔内治疗效果欠佳应采用开放手术。开放手术无绝对禁忌证，但以下情况为相对禁忌证：伴长段狭窄病变、伴弥漫性钙化病变。

开放手术治疗方式的操作核心技术为手术切口的选择，切口选择原则：根据病变特点（包括狭窄、瘤样扩张、钙化等）确定切口部位。如果选择纠正病变段，建议在病变处进行切口，如对于合并瘤样扩张确定纠正瘤样扩张段者，可在瘤样扩张段进行手术切口，取出血栓后进行瘤壁重塑。如果舍弃病变段可以选择病变近端重建或平行于病变建直旁路。此外，选择切口时，需尽量保留患者穿刺部位，避免插管过度。

此外，临床实际工作中并不仅限于某种或者某几种血栓处理方案，复杂病例常需联合几种方案处理血栓：如球囊碎栓联合切开，尿激酶溶栓联合球囊碎栓。

13.2.5 临床案例（自体动静脉内瘘晚期功能障碍）

患者张某某，65岁，因"维持性血液透析5年余，动静脉内瘘血栓形成1天入住成都市中西医结合医院。96年前患者于外院诊断"慢性肾衰竭（CKD5期）慢性肾小球肾炎"，行右前臂动静脉内瘘成形术，术后使用内瘘维持性血液透析治疗（3次/周），1天前，患者内瘘穿刺处疼痛，门诊超声提示内瘘血栓形成。为求进一步诊治收入院。入院查体：体温：37.4°C，脉搏：94次/min，呼吸：22次/min，血压：160/89mmHg（1mmHg=0.133kPa）；慢性病容，贫血貌，眼睑及颜面部无水肿，结膜无出血，两肺呼吸音清，未闻及干湿性啰音；心前区无隆起，未扪及细震颤及抬举性冲动，叩诊心浊音界扩大，心率94次/min，律齐，无明显心脏杂音，未闻及心包摩擦音。腹平软，全腹无压痛及反跳痛，肝脾肋下未触及，双下肢无水肿。入院后急查血常规：红细胞，血红蛋白118g/L，血小板198×109/L，白细胞7.67×109/L，中性粒细胞78.1%；肾功能：血清肌酐1098μmol/L，尿素氮：34.84mmol/L；肝功能：谷氨酸转氨酶：58.0U/L，门冬氨酸氨基转移酶：37.0U/L，白蛋白：35g/L，球蛋白：33g/L；电解质：钾 4.05mmol/L，钠 139.6mmol/L；钙 2.48mmol/L，镁0.96mmol/L，磷：1.94mmol/L；随机血糖8.30mmol/L；D–二聚体9.6mg/l.心脏超声提示：EF：61%，室间隔厚度14mm，左室后壁厚度15mm。通路查体：右前臂动静脉内瘘术后，前臂见一手术瘢痕约4cm，近肘部内瘘穿刺部位局部膨大，质硬，无弹性，局部压痛。

诊断：①慢性肾脏病5期维持性血液透析状态　②自体动静脉内瘘晚期功能障碍（内瘘血栓形成）

治疗计划：拟手术切开取栓治疗。

手术过程如下：

1. 根据患者病史特点以及血管超声检查，明确患者病变部位及病变性质：术前描迹（图6）

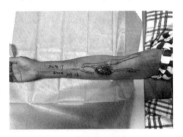

图6　术前血管描迹

2. 选择入路：入路的选择既要方便术中切开止血，又要达到球囊扩张覆盖病变部位，本例患者选择瘘静脉（贵要静脉）近心端入路（图7）：

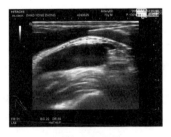

图7　穿刺置鞘

3. 导丝通过血栓段瘘静脉到达动静脉内瘘吻合口，使用7mm球囊在吻合口处保持1~2大气压阻断瘘静脉来血，方便术中切开止血（图8）。

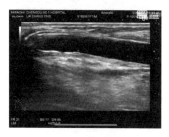

图8　球囊阻断来血

4. 于瘘静脉血栓段切开皮肤，分离血管，沿血管做一约1cm纵行切口，取出血栓（图9）。

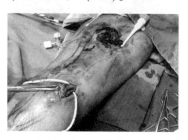

图9　取出瘘静脉血栓

5. 球囊扩张，解决导致血栓形成内瘘狭窄（图10）：

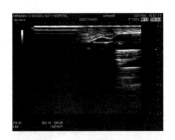

图10　球囊扩张狭窄血管

6. 切口缝合，手术结束（图11）

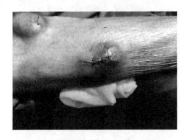

图11　缝合切口

第三节　假性动脉瘤的形成

动脉瘤是血管的病理性扩张，其管壁包含了血管壁的全层结构。而假性动脉瘤：指由于血管壁破裂造成的组织肿胀，其瘤壁缺乏血管壁的全层结构。在维持性血液透析患者中，假性动脉瘤并不少见，尤其以人工血管假性动脉瘤以及医源性肱动脉假性动脉瘤较常见。

13.3.1 病因

人工血管假性动脉瘤：其形成的原因是对移植物的同一部位进行反复穿刺，随着时间的推移，反复穿刺部位的移植物血管失去了原有的结构完整性。这一现象在定点穿刺时出现得更早并且更为严重。然而，即使经常更换穿刺点，随着移植物血管使用时间的延长，管壁的结构性破坏无法避免，最终会导致破裂。形成假性动脉瘤扩张的瘤体需要同步发生两个事件——移植物血管破裂及移植物血管内高压。破裂部位局部迅速膨胀而形成假性动脉瘤的速度与移植物血管内的压力直接相关。而血液透析患者在结束透析后，常常需要压迫穿刺部位，造成局部以及整个人工血管内瘘压力增加，从而促进假性动脉瘤的发生。此外，覆盖移植物血管的皮肤可能发生瘢痕化、变薄以及缺血。

在某些情况下可能出现溃疡和自发出血。进一步促进假性动脉瘤发生。

医源性肱动脉假性动脉瘤：对于尿毒症血液透析患者而言，穿刺内瘘及血管腔内介入手术可能是造成肱动脉假性动脉瘤最常见的原因。在肘部，肘部正中静脉分出贵要支以及上臂头静脉支，其中，贵要支与肘部肱动脉走形邻近，常重叠，因此，容易误穿肱动脉导致肱动脉假性动脉瘤。但笔者认为，导致护士误穿肱动脉的根本原因是动静脉内瘘远心端存在狭窄，导致肘部血管充盈差，护士穿刺时不能准确扪及瘘静脉走形。笔者在处理肱动脉假性动脉瘤时发现，超声提示此类内瘘靠近吻合口瘘静脉均存在明显狭窄，内瘘血流量均低于600ml/分。

13.3.2 症状

局部膨大，有时伴有疼痛症状，尤其是对于肱动脉假性动脉瘤者，局部肿痛明显，皮肤及皮下血肿淤斑形成。

13.3.3 检查

使用超声多普勒可以明确，彩超下提示：血管外侧显示无回声区，与动脉通过一较细的瘘口相通；无回声区内可见红蓝相间的涡流信号，偶可见血栓；CDFI显示收缩期血液进入瘤内，速度较快，舒张期血液从瘤内返回动脉，速度较慢。PW可显示收缩期由动脉到瘤体的高速血流信号和舒张期由瘤体到动脉的相对低速血流信号，为特征性的双期双向频谱。

诊断：穿刺后出现人工血管走形区或者肘部及附近肿胀、疼痛、活动障碍皮下瘀斑、皮肤水泡等；超声下可见肱动脉或者人造血管破口形成，有血流信号从动脉破口处喷射出，并形成压力较高的搏动性的囊性包块则可以明确诊断假性动脉瘤。

13.3.4 治疗

13.3.4.1 人工血管假性动脉瘤治疗

对于人工血管假性动脉瘤，需评估其有无破裂及感染的可能。对形成假性动脉瘤的患者进行物理检查，评估移植物血管是否发生了结构异常十分重要。在物理检查过程中，需要重点评估以下方面：

大小：测量假性动脉瘤的大小并记录，可以为后续评估提供基础数值。如果瘤体持续增大，尤其是迅速增大时，及时对症处理就显得尤为重要。

可穿刺部位：评估移植物通路上的可穿刺部位。如果瘤体较大或存在多个假性动脉瘤，以至于移植物血管找不到合适的穿刺点，有可能会导致直接穿刺瘤体进行透析。这样可能会导致透后出血时间延长。此外，假性动脉瘤上覆盖的皮肤很薄并且缺乏血供，穿刺可能会导致瘤体破裂。

皮肤表现：评价覆盖假性动脉瘤瘤体的皮肤表现尤为重要。假性动脉瘤增大极易导致皮肤恶性改变。皮肤变薄，色素脱失。长此以往，皮肤的循环就会变差，可能导致溃疡和自发性出血。当这些现象发生时，需要进行急症处理。

手术指针

手术的目的是阻止假性动脉瘤进展以及防止瘤体破裂。人工血管假性动脉瘤如果出现以下症状，则有手术治疗指征：

瘤体自发性出血：随着瘤体压力增加，皮肤变得越来越薄，假性动脉瘤发生自发性出血的倾向也越来越大。自发性出血可能和不良的组织穿刺及意外的皮肤损伤有关。一旦发生自发性出血，需要警惕这可能是瘤体破裂的前兆，需要紧急手术处理。

皮肤变薄：随着假性动脉瘤不断增大，皮肤会变薄，大多数病例的皮肤改变是进行性的。问题在于进展到什么程度时需要手术处理。这个决定一定程度上取决于主观判断。皮肤除了变薄外还会出现色素脱失并变得紧绷。当皮肤组织变得像纸一样，并且用示指和拇指无法提捏起来时，假性动脉瘤已经进展到一个相当危险的状态，需要尽早进行手术处理。

溃疡：假性动脉瘤仅被一层薄薄的皮肤和纤维结缔组织所覆盖，有时候皮肤会变得相当薄。一旦发生溃疡，说明皮肤的完整性已经被破坏，瘤体极有可能发生破裂。这是进行急诊手术处理的指征。

感染：假性动脉瘤感染急诊处理的指征。和移植物感染的处理类似，假性动脉瘤的感染也需要抗生素和手术治疗。此类患者可能会并发脓毒症栓子的转移。

新发的假性动脉瘤：每次透析时都应对患者的移植物内瘘进行检查，观察是否有移植物血管膨胀发生。这类膨胀是由于流出道静脉狭窄以及移植物血管损坏共同造成的。这样的病例需要进一步评估及处理静脉狭窄，以防止假性动脉瘤进展。

快速进展的假性动脉瘤：快速进展的假性动脉瘤往往不大，它的出现预示着由于流出道静脉狭窄导致的移植物血管内高压，这比移植物血管损坏更为严重。一旦出现这样的假性动脉瘤，应该尽快评估流出道静脉的狭窄情况，并通过经皮球囊扩张术（PTA）或手术手段解除严重的狭窄。

穿刺部位局限：如果无法找到合适的穿刺部位，或假性动脉瘤过大导致穿刺困难，则需要手术修补患者的移植物血管。不建议直接穿刺瘤体。

手术是治疗假性动脉瘤最有效的方法。最常用的手术方式是瘤体切除和间插式搭桥。采用新的人工血管移植物或自体静脉移植物经邻近无感染的组织做皮下旁路重建瘘管即可；近年有报道称也可以在移植物血管内放置支架。这种治疗方式值得关注，但也有一定的缺陷，移植物血管内的支架植入并不能保证每次都成功。而且支架往往会放置在移植物血管的穿刺区域，虽然穿刺针能成功穿过支架，有研究显示这会破坏支架，进而引起实时或潜在危害。此外，移植物血管内的支架植入费用较高，后期是否需长期服用抗血小板药物等争议问题。

13.3.4.2 肱动脉假性动脉瘤治疗

肱动脉假性动脉瘤患者肿胀、疼痛、局部压迫等症状明显。尽管肱动脉假性动脉瘤比较少见，但常可导致严重并发症：如骨筋膜室综合征等。因此常需手术切除假性动脉瘤，修补肱动脉破口。

目前肱动脉假性动脉瘤主要治疗方式包括外科切开修补、局部加压治疗、注射血凝酶、植入覆膜支架等方法，治疗方式的选择可根据假性动脉瘤的大小、瘤颈形态及长度、动脉瘤的位置、是否伴随压迫症状、病因等个体化选择，每种治疗方式均有其优缺点和适用范围。

外科切开修补：当存在周围组织压迫需要手术减压、感染、远端动脉供血不足、骨筋膜室综合征等问题时，开放手术是疗效确切的一种治疗方式。将肱动脉血流暂时阻断后，清除假性动脉瘤瘤腔，并对动脉壁进行修复。根据破损的大小可采取直接缝合、端端吻合、自体血管或移植物补片等，原则是尽量保留动脉的连续性。优点是疗效肯定，缺点是创伤大。由于局部组织挤压导致局部组织原有解剖结构位置发生变化，同时存在局部出血与组织粘连，使手术难度增加，所以术前应做好充分准备及备有手术预案，例如影像定位破口位置，术中气压止血带备用，另外可以使用球囊辅助封堵动脉破口，利于术中控制出血及定位破口位置。

局部加压治疗：此方法仅适用于假性动脉瘤及破口相对较表浅，形成时间不长，瘤颈较长易于压迫患者。建议在超声引导下准确找到破口及瘤颈位置，此方法无须手术，操作简单，但仍存在部分不足。首先，对于尿毒症透析患者，由于该类人群长期间断应用抗凝药物，可能增加操作的失败率和复发率；其次，压迫时间较长，操作者与患者均需要较好的依从性和耐受性；再次，成功率与假性动脉瘤形成的时间有关，时间越长，失败率越高；最后，假性动脉瘤若出现局部皮肤张力过高、水泡形成、皮肤破溃等，此外，实施过程中患者疼痛症状明显，不宜使用此方法。

覆膜支架植入术：将覆膜支架植入破口处封堵破口，隔绝肱动脉与瘤体之间血流，瘤体逐渐形成血栓，机化。覆膜支架置入操作便捷、创伤小、疗效确切，适用于保守治疗失败、不建议保守治疗或无法耐受开放手术的患者。对于肱动脉假性动脉瘤患者，常选用桡动脉和（或）股动脉入路，需根据造影诊断及器械到达病变部位的可操作性进行综合评估，同时考虑术后入路穿刺点止血的可能性进行合理选择。对于局部存在明显压迫症状、破口接近尺桡动脉分叉、高度怀疑感染或确定感染的患者，不适合使用该方法，有文献报道在感染的情况下，放置支架移植物可能导致移植物感染并再次手术。另外，支架的远期通畅情况有待进一步观察。此外支架费用也较高，限制其应用。

凝血酶封堵：超声引导下假性动脉瘤腔内注射促凝物

质是对单纯超声引导下局部压迫技术进行的优化，此法在股动脉假性动脉瘤患者应用较多，据报道成功率为95.0%~98.5%，同时耗时少，操作者和患者依从性高，且应用抗凝治疗不会降低其治疗成功率。目前常用的治疗药物为凝血酶冻干粉、巴曲酶等，但该类药物主要并发症为可能增加病变动脉远端肢体血栓栓塞的风险。作为尿毒症透析患者，主要为穿刺相关肱动脉假性动脉瘤形成，应用该方法时应注意：①病例选择，如动脉破口较小、瘤颈细长迂曲、有利于血栓形成后不易脱落入动脉或促凝药物不易进入动脉内造成远端动脉血栓栓塞；②操作中注意事项，操作过程中注射促凝物质时缓慢推注，以免凝血酶流入远端肢体导致栓塞。

改良球囊辅助局部注射血凝酶：这是笔者单位最常使用的方法，该法操作简便，创伤小，疗效显著，封堵成功率100%。此外，常规凝血酶封堵容易导致远端肢体栓塞，改良球囊辅助局部注射血凝酶未出现远端肢体栓塞症状。具体方法如下：采用seldinger穿刺术将血管鞘置入桡动脉远心端。将0.035英寸超滑导丝经血管鞘置入桡动脉直至肱动脉破口近心端。根据股动脉直径大小，根据肱动脉直径大小，沿导丝置入合适大小球囊（直径为肱动脉直径的1.1~1.2倍，确保球囊扩张时能完全阻断肱动脉血流）至肱动脉破口处，接压力泵扩张球囊阻断肱动脉血流后，将凝血酶冻干粉500u加生理盐水5ml配制成溶液，在超声引导下穿刺瘤腔（建议针尖目标位置在瘤腔内血流较淤滞处，利于血栓形成），针尖朝向肱动脉破口处缓慢注射3~5ml配置凝血酶溶液。超声下观察瘤腔内有不均回声逐渐形成，并且血栓逐渐增加，期前可以简短将球囊泄压，让部分循环血液再次流入假性动脉瘤瘤腔，利于血栓的形成。如此反复多次，直至腔内全部被血栓填充，球囊完全泄压回抽后可见血管破口被血栓封堵住。拔出注射针。手术后患肢制动6小时。控制血压，手术后第2天、3个月分别复查动静脉内瘘彩超以评估内瘘情况。封堵成功标准：①手术后即时复查超声提示肱动脉破口处血栓形成，肱动脉内血流信号通畅完整，无血流信号外溢；②假性动脉瘤囊腔内可见云雾状不均匀高回声血栓影，无活动性血流信号；③手臂肿胀疼痛明显缓解。本法在注射血凝酶时，使用球囊完全封堵住动脉破口，基本杜绝了血凝酶漏入动脉的发生，能显著减少以上并发症的发生，大大提高了成功率，安全性和成功率更好。

13.3.5 临床案例（肱动脉假性动脉瘤）

患者肖XX，男，73岁，因"维持性血液透析10年，肘部穿刺处胀痛1天"入院。10年前因慢性肾衰竭开始维持性血液透析治疗，导致肾衰病因不详。规律血液透析，一周三次，平素规律服药。1天前患者诉血透穿刺时出现肘部疼痛，伴局部肿胀，局部加压，冰敷后稍缓解。更换穿刺部位后透析完成，回家后胀痛逐渐加重，伴局部皮肤瘀斑出现。既往史：5年前患者诊断为肥厚性心肌病、心房纤颤、心功能四级、安置永久性心脏起搏器后心功能改善。通路病史：10年前行左前臂动静脉内瘘成形术，使用内瘘至今，AVF成熟前使用右侧股静脉临时导管过渡。3年前逐渐出现前臂2处瘘静脉瘤样膨大包块，局部压力较高，止血较困难，伴内瘘震颤减弱，未重视。入院查体：慢性病容，表情痛苦，T：36.8C，血压152/93mmhg，心率60次/分，全心长大，心尖部闻及收缩期杂音左侧肘部活动稍受限，肘部皮肤大片瘀斑，肘部内侧局部稍肿胀，压痛（+），局部闻及微弱血管杂音，前臂2处瘘静脉瘤样膨大包块，局部搏动明显，张力大，内瘘震颤弱；辅助检查：尿素：19.67mmol/L，肌酐：441mmol/L，HB：130g/L，肝功能，电解质，凝血功能未见明显异常。CTV：中心静脉未见明显狭窄。

入院诊断：①慢性肾脏病5期维持性血液透析状态　②肱动脉假性动脉瘤

治疗计划：拟行改良球囊辅助局部注射血凝酶法封堵肱动脉假性动脉瘤。

手术过程如下：

1. 术前血管描迹，图（12）：

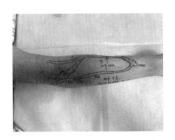

图12 肱动脉假性动脉瘤形成：

术前超声明确肱动脉假性动脉瘤形成（图13）：

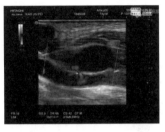

图13 肱动脉假性动脉瘤：可见肱动脉破口，血流溢出

2. 穿刺置鞘后，将6mm球囊送入肱动脉破口处，扩张球囊，阻断肱动脉血流，超声下可见球囊将破口封堵，无血流进入瘤腔（图14）：

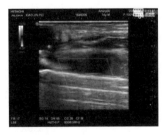

图14 球囊封堵破口

3. 体表穿刺置鞘，瘤腔内注入凝血酶（图15）：

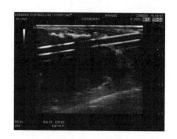

图15 注入凝血酶

4. 破口封堵成功, 瘤腔内形成血栓 (图16)

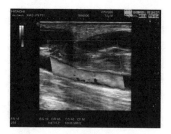

图16 封堵成功

第四节　自体动静脉内瘘感染

自体动静脉内瘘感染是引起血液透析患者死亡的第二大危险因素，虽然其发生率并不高，但是其后果严重。自体动静脉内瘘一旦发生感染，不但会影响患者血液净化治疗的正常进行，而且还可在治疗不及时的情况下迅速发生血管感染、内瘘破溃出血，感染性休克，甚至感染性心内膜炎等严重并发症。尤其是对于定点穿刺或者扣眼穿刺患者，其发生率明显升高。自体动静脉内瘘感染分为与通路相关的血流感染和局部进入部位感染，与通路相关的血流感染指患者在门诊环境中或入院采集的样本血培养阳性，局部进入部位感染：指血管通路部位局限性感染症状，如红肿破溃，脓液流出。

13.4.1 病因

透析穿刺导致局部皮肤保护屏障消失，致病菌趁机进入皮下导致感染发生。葡萄球菌是最主要的病原体（金黄色葡萄球菌占25%，表皮葡萄球菌占41%）。其危险因素包括以下几方面：

患者因素：长期穿刺导致部分患者穿刺部位周围肉芽化，肉芽组织突出隆起，穿刺部位膨胀而变形，通路扩大，研究显示这些患者明显增加了感染风险。

穿刺操作因素：穿刺需严格执行无菌操作，规范执行手卫生。有研究报道存在不完全消毒以及不卫生的水进入了穿刺孔的情况导致感染，还有残留痂皮进入穿刺孔也会导致易感染。

13.4.2 症状

局部症状包括：皮肤温度升高，红肿，疼痛，出血，如果感染波及血管壁，可能导致血管破裂大出血，慢性肉芽肿或者窦道，脓性分泌物，脓肿形成。

全身症状包括：除了包含局部症状外，还可以出现发热，寒战等菌血症或脓毒血症症状。

13.4.3 检查

血常规提示血象最高，炎症指标明显增加，分泌物培养及血培养阳性，此外，超声提示血管部位组织结构紊乱，组织渗出，甚至能探及波动的脓液。

13.4.4 诊断

诊断最常用的直接证据包括感染灶处分泌物培养或积液培养。结合患者的症状及体征，即可明确。

13.4.5 治疗

包括保守治疗和手术治疗。

13.4.5.1 抗感染治疗

抗感染是保守治疗的核心。一旦发现自体动静脉内瘘感染，均应立即经验性使用抗生素抗感染治疗。既往研究显示，血管通路感染主要由革兰阳性菌引起，革兰氏阴性杆菌也有提及，真菌性感染也偶有发生。抗生素选择上常用万古霉素或第三代头孢菌素，待培养及药敏结果回示后更换敏感药物。通过药物治疗能够有效根除或预防穿刺部位感染。

13.4.5.2 切开引流

不同于人工血管感染，自体动静脉内瘘感染不存在异物，对于感染局限，暂未累及瘘静脉的皮下组织感染，笔者认为只需将感染部位坏死组织彻底清创，引流，结合有效的抗感染治疗，多数患者伤口可以愈合。但是仍有部分患者出现感染部位蔓延至瘘静脉没考虑原因未整个前臂在内瘘血流动力学因素影响下，前臂血管压力高，前臂组织内静脉回流相对困难，导致切口不易愈合，感染蔓延。

13.4.5.3 手术治疗

对于感染波及血管，瘘静脉有破裂风险患者，建议手术治疗。由于波及瘘静脉，因此清创范围包含瘘静脉，由此可能导致患者透析通路失功。根据瘘静脉受累范围，如果瘘静脉受累范围局限，则可以直接切除感染段血管，再端端缝合瘘静脉保留内瘘通畅，不影响继续透析治疗。而对于瘘静脉受累范围较大，需要切除瘘静脉较长，则需要将感染段瘘静脉切除后，桥接一段管径匹配的静脉血管，保留内瘘功能，如果无桥接条件，则需要暂时关闭动静脉内瘘，插管透析过渡，待感染控制后再重建内瘘。

当然，治疗感染的方法是预防感染，对于自体动静脉内瘘穿刺严格无菌操作，避免定点穿刺或者扣眼穿刺，加强患者教育，能大大减少内瘘感染的发生。

13.4.6 临床案例（自体动静脉内瘘感染）

患者男性，45岁，因"维持性血液透析7年余，内瘘穿刺部位破溃疼痛伴止血困难1天入住成都市第一人民医院医院。8年前患者于外院诊断"慢性肾衰竭（CKD5期）"，行右前臂动静脉内瘘成形术，术后使用内瘘维持性血液透析治疗（3次/周）。1天前患者出现内瘘穿刺处皮肤破溃，疼痛伴止血困难，伴发热，体温最高可达38.6℃，无胸痛等症状。入院查体：体温：38.3℃，脉搏：114次/min，呼吸：22次/min，血压：160/88mmHg（1mmHg=0.133kPa）；慢性病容，贫血貌，眼睑及颜面部无水肿，结膜无出血，两肺呼吸音清，未闻及干湿性啰音；心前区无隆起，未扪及细震颤及抬举性冲动，叩诊心浊音界扩大，心率114次/min，律齐，未闻及心包摩擦音。腹平软，全腹无压痛及反跳痛，肝脾肋下未触及，双下肢无水肿。入院后急查血常规：血红蛋白111g/L，血小板128×109/L，白细胞16.67×109/L，中性粒细胞85.1%；肾功能：血清肌酐990μmol/L，尿素氮：30.84mmol/L，C反应蛋白：135.4mg/L；动态红细胞沉降率：90mm/h；胸部CT检查提示：右肺下叶结节，慢性支气管炎征象；两肺多发纤维灶。

入院诊断：①慢性肾脏病5期　维持性血液透析　②自

体动静脉内瘘感染。

治疗计划：手术切除感染段内瘘，重建血管。

手术过程如下：

1. 术前血管图：患者瘘静脉破溃出血，无血管描迹条件，使用止血带加压止血，消毒（图17）

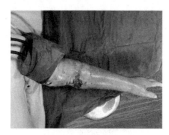

图17　止血，消毒

2. 穿刺置鞘，球囊导管进入感染破溃处，扩张球囊，封堵破口，清创，分离出瘘静脉感染段（图18）

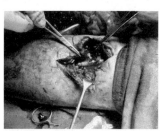

图18　感染段皮肤血管清创

3. 切除感染段血管（图19）

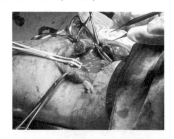

图19 切除感染段血管

4. 取自体血管桥接（图20）

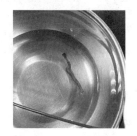

图20 取出的自体静脉备用

5. 桥接血管（图21）

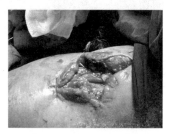

图21 桥接缝合血管

6. 缝合皮肤，手术结束（图22）

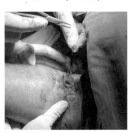

图22　缝合皮肤

第五节　人工血管内瘘闭塞

对于自身血管条件好的患者，自体动静脉内瘘是目前世界上公认的最佳血液透析通路。但对于自身血管条件不佳的患者，如浅表静脉过细或位置过深、自体动静脉内瘘建立术后成熟障碍、长期使用后没有充足的可穿刺部位、出现并发症且无法修复等，可考虑选择人工血管动静脉内瘘成形术，此技术在国内已经逐渐得到广泛应用，但随着病例的积累，临床中也观察到人工血管动静脉内瘘成形术后会出现相关并发症，如血栓形成等。

13.5.1 病因

人工血管动静脉内瘘闭塞原因绝大多数是由于静脉吻合口狭窄所致，发生在动静脉移植物和内瘘的静脉狭窄最典型的组织学表现是侵袭性血管内膜增生（4-6）。表现为①出现平滑肌细胞；②细胞外基质增加；③血管内膜和血管外膜新血管生成；④移植血管周围的巨噬细胞层；⑤血管中层，内膜和外膜中细胞因子和介质的表达增加，如TGF-β、PDGF和内皮素。这些因素叠加在一起引起类似血管翳的进行性加重的病变，出现血管壁增厚，导致阻力增加和血流减少，最终形成血栓。

13.5.2 症状

其表现与自体内瘘血栓表现类似，但是由于人工血管较粗大，其血栓量较大，有报道，长度为30cm直到长度为50cm以上（平均=42cm）的移植物血管中，手术标本测得的血凝块总体积平均为3.2ml，其中包括动脉血栓头。部分移植物存在假性动脉瘤。此种异常结构往往被机化血栓呈层状包裹。有坚硬的较大假性动脉瘤的患者，移植物中的血凝块可以很大。

13.5.3 检查

本病检查同自体血管动静脉内瘘，详见上一节。

13.5.4 诊断

本病诊断简单，结合患者手术病史，物理检查情况，以及超声等检查发现，存在明确的狭窄或者闭塞，均能很好地诊断。

13.5.5 治疗

在进行任何方式的腔内治疗前均应进行充分的手术前评估，包括：病史、物理检查、辅助检查等。评估要点大致同AVF。

13.5.5.1 药物溶栓

适应证血栓形成时间<7天。具体方法同AVF溶栓治疗内容，文献报道该方法平均溶栓时间为11h，尿激酶剂量为820000IU，成功率70%，溶栓成功与否与溶栓时机、尿激酶用量、内瘘龄无明显相关。

13.5.5.2 血栓抽吸

为本中心常用方法，适合出血患者。具体方法如下：在人工血管动脉穿刺支置入6f血管鞘，静脉穿刺支置入8f血管鞘，为将血栓尽量抽吸出来，置鞘处尽量靠近动静脉吻合口，两鞘口方向相对，然后沿着人工血管走形局部按摩挤压血栓，最后打开血管鞘三通接口，使用肝素生理盐水反复冲洗，一般水从6f冲，从8f血管鞘出，可见血栓逐渐冲出，直至冲出液体清亮，表明管腔内血栓无明显残留。此外，如果仍有部分血栓残留，可以术中使用尿激酶辅助血栓清除。

13.5.5.3 开放手术

开放手术适应证为：腔内治疗存在禁忌（如：心肺功能差、内瘘存在巨大瘤样扩张导致血栓体量过大、心脏存在右向左分流等需要将血栓取出的情况）；确定开放手术疗效明显优于腔内；腔内治疗失败等。开放手术无绝对禁忌证，但伴长段狭窄病变时为相对禁忌证。

开放手术治疗的核心技术为手术切口的选择，建议于病变部位行手术切口，取出血栓，并对该病变进行修补，修补方式包括补片或跨越狭窄闭塞段间置人工血管；补片可以为自体血管或人工血管。随着腔内取栓技术的不断完善，加之开放手术导致的AVG感染问题，目前AVG血栓开放手术有逐渐减少趋势。再次强调，无论AVF还是AVG，腔内除栓结束后均需同期处理合并的解剖学狭窄，该狭窄不仅限于回流静脉，还包括头静脉弓、中心静脉狭窄、流入动脉：一方面头静脉弓及中心静脉本身可能存在狭窄，另一方面除栓过程中血栓脱落可导致医源性狭窄。有研究显示头静脉弓狭窄是影响除栓治疗干预后通畅的独立危险因素瞳，另外有报道，中心动脉狭窄有可能是AVG反复血栓的原因。因此，除栓治疗结束之后应进行详细的物理检查及必要的造影检查以便发现并存的中心动脉、外周动脉、头静脉弓、中心静脉狭窄，并进行处理，提高血栓干预后内瘘通畅时间。

13.5.6 临床案例（人工血管内瘘闭塞）

患者男性，65岁，因"维持性血液透析7月余，人工血管内瘘闭塞1天入住成都市第一人民医院医院。1年前患者于外院诊断"慢性肾衰竭（CKD5期）"，行左前臂人工血管动静脉内瘘成形术，术后使用人工血管内瘘维持性血液透析治疗（3次/周）。1天前患者出现人工血管内瘘疼痛，自觉未扪及震颤，未闻及杂音，遂入院。入院查体：体温：37.1°C，脉搏：75次/min，呼吸：19次/min，血压：132/88mmHg（1mmHg=0.133kPa）；慢性病容，贫血貌，眼睑及颜面部无水肿，结膜无出血，两肺呼吸音清，未闻及干湿性啰音；心前区无隆起，未扪及细震颤及抬举性冲动，叩诊心浊音界扩大，心率75次/min，律齐，未闻及心包摩擦音。腹平软，全腹无压痛及反跳痛，肝脾肋下未触及，双下肢无水肿。入院后急查血常规：血红蛋白131g/L，血小板238×109/L，肾功能：血清肌酐1154μmol/L；超声：人工血管动静脉内瘘术后：人工血管全程血栓形成。

入院诊断：①慢性肾脏病5期　维持性血液透析　②人工血管动静脉内瘘闭塞。

治疗计划：双鞘抽吸血栓后，球囊扩张开通闭塞人工血管。

手术过程如下：

1. 术前描迹血管（图23）

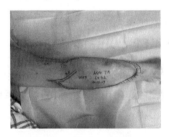

图23　术前血管描迹

2. 人工血管双侧置鞘，反复抽吸血栓（图24）

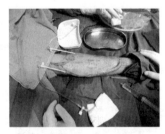

图24　双侧置鞘抽吸血栓

3. 抽吸出较多粉状血栓（图25）：

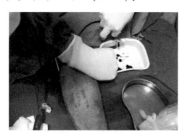

图25　抽吸血栓过程

4. 球囊扩张吻合口，恢复人工血管血流，内瘘再通（图26）

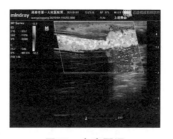

图26　内瘘再通

第六节 人工血管内瘘感染

由于与动静脉吻合的人工血管材料是膨体聚四氟乙烯，由于其是异物，此外血液透析过程穿刺原因导致其较易感染。移植物感染是AVG手术及术后严重并发症，发生率为4%~20%，同时移植物感染也是导致AVG手术失败以及透析患者死亡的第2位原因。因此，正确地认识和处理AVG移植物感染目前成为临床重要的课题。

13.6.1 病因

术后即刻感染可能来源于手术过程中或术后伤口护理欠佳，即穿型移植物的术后早期穿刺无菌操作不严格也可能成为感染的来源，由于植入体内时间较短，移植物尚未与皮下组织形成有效的粘连，一旦发生感染迅速累及移植物全段，同时常合并全身的症状，如发热、寒战等菌血症表现。围手术期以外的移植物感染，来源通常是来自穿刺透析等侵入性操作，由于植入体内时间较长，人工血管移植物与皮下组织形成致密连接，导致感染不易扩散，表现为仅累积局部感染。人工血管动静脉内瘘移植物感染的危险因素包括多次翻修、同一部位反复穿刺、个人卫生不良、糖尿病以及其他部位细菌感染等

13.6.2 症状

人工血管内瘘感染包括局部症状以及全身症状，局部症状包括：疼痛、肿胀、蜂窝组织炎、切口渗液、脓肿形成、移植物外露、感染累及吻合口导致出血及假性动脉瘤；全身症状包括发热、寒战等菌血症表现，严重可能出现感染性休克。

13.6.3 检查

考虑人工血管内瘘感染的患者，可以进行血常规、C反应蛋白、降钙素原等血生化检查，亦可进行血培养或局部分泌物培养确定感染病原菌。局部症状不明确的患者，进行超声检查，典型的移植物感染超声表现为移植物周围包绕连续液性暗区，超声检查同时还有助于分辨感染的范围。局部分泌物培养及血培养（合并发热、寒战的患者）得到病原学证据确诊。

13.6.4 诊断

结合患者局部红肿热痛症状，穿刺部位有分泌物溢出，局部压痛明显，感染扩散者可出现发热症状。此外实验室检查常常提示白细胞升高，多核细胞增多，验证标记物如C反应蛋白增加，如果分泌物培养阳性，则可确诊。

13.6.5 治疗

13.6.5.1 抗感染治疗

无论是否决定手术治疗，人工血管动静脉内瘘感染一旦确诊，均需要有效的抗感染治疗。移植物感染的细菌菌属之中，革兰阳性菌占据大多数，其中金黄色葡萄球菌的比例为50%~70%，其次为凝固酶阴性的葡萄球菌感染及多重革兰阴性菌感染，因此，在感染病原明确之前，可以经验性应用针对革兰阳性菌的抗生素进行抗感染。葡萄球菌及假单孢菌侵袭性较强，容易导致人工血管破溃大出血，一旦发现为侵袭性很强的细菌感染，需要高度重视并及时处理，避免吻合口破裂严重并发症的发生。某些情况下，人工血管移植物可能存在2种或以上的细菌感染，可根据细菌培养的结果，选用能覆盖所有感染菌的抗菌素进行治疗。分泌物培养结果未出来之前，需依靠经验选择光谱抗生素进行治疗。笔者通常使用的抗生素为：万古霉素+头孢三代，覆盖革兰性阳性菌及阴性菌。有效的抗感染治疗不仅能治疗局限性感染，同时能减少人工血管内瘘破溃大出血发生，也能局限皮肤软组织感染范围，为后期手术切除感染段人工血管提供手术条件，减少损伤。

13.6.5.2 手术治疗

针对人工血管移植物感染外科手术有3种方式：全段切除（total graft excision，TGE）、次全切除（subtotal graft excision，SGE）以及局段切除（partial graft excision，PGE），需要根据感染的部位、感染细菌的种属以及人工血管的通畅状态权衡决定，原则上应尽量保留瘘管。全段切除通常用于处理全段感染的移植物，需要将移植物完整切除并修复自体动脉的吻合口，择期在其他部位重建瘘管，自体动脉的吻合口处可采用自体静脉旁路移植或补片的方式进行修复，可采用流出道的瘘静脉，或上肢的深静脉、贵要静脉、大隐静脉用于修复。次全切除常用于处理感染范围较大，但未累及人工血管动脉端吻合口的情况下，首先将人工血管动脉端吻合口分离后，距离吻合口约1cm左右将人工血管离断，缝闭人工血管残端后关闭切口，再去处理感染的人工血管移植物，此方法不需要修复动脉端吻合口，但有可能残端有残留细菌，术后可能出现移植物残端吻合口破裂假性动脉瘤形成，因此，次全切除的方案关键在于精准判断吻合口处的移植物是否已经被感染累及，如可疑，则完整切除移植物较为安全，以避免后期发生残端吻合口破裂的严重并发症。局段切除用于处理局段感染的移植物，其核心在于保留瘘管的大部分以利于后续的穿刺透析，若感染位于远离动脉端吻合口的位置，则处理较为简便，将感染段移植物切除后，采用新的人工血管移植物或自体静脉移植经邻近无感染的组织做皮下旁路重建瘘管即可；若感染位于动脉端吻合口处，则需要将局部人工血管切除，修复自体动脉的吻合口，同时还需要采用新的移植物（人工血管或自体静脉）桥接至无感染部位的自体动脉以重建瘘管血流，处理较为复杂。局段切除可能存在感染复发的风险，因此需要精确的判断感染的范围，可根据移植物外观，如红肿的范围、移植物外露的程度等初步判断感染范围，超声检查有助于精确评价，感染的移植物在超声影像下常因移植物管周分泌物而呈现液性的暗区。术中对于移植物是否感染亦可做评价，感染的移植物管周可见分泌物存在，移植物与皮下组织呈完全分离的状态，而健康的移植物管周干洁，与周围皮下组织呈致密粘连的状态。术中处理的顺序较为关键，一定要先在离感染段血管的2~3cm位置分离出未感染的人工血管移植物，同时在远离感染部位的皮下做隧道，将新的移植物植入后完成吻合，缝合切口后再切除感染的移植物，先"清洁"区域后"感染"区域，避免术中可能的污染减少术后再次感染的发生。

13.6.6 临床案例（人工血管内瘘感染）

患者男，64岁。因维持性血液透析8年，人工血管穿刺处肿痛3天。8年前患者诊断为慢性肾衰竭尿毒症，开始维持性血液透析治疗，一周三次；3年前前臂内瘘闭塞，于我院行即穿型人工血管内瘘术，术后使用即穿AVG透析治疗，2年前，患者因人工血管内瘘闭塞于我院行医院行"血栓抽吸术+球囊扩张术"，术后流量可，期间正常透析；近两年因头静脉弓狭窄，人工血管静脉吻合口狭窄行PTA治疗3次。3天前，患者诉人工血管穿刺处肿痛，初未引起重视，后局部肿痛逐渐加重，遂于我院就诊，门诊以"人工血管动静脉内瘘感染"收入院。既往史：无特殊。体格检查：慢性病容，贫血貌，人工血管动脉端穿刺处局部皮肤红肿，压痛明显。血常规：血红蛋白115g/L，血小板128×109/L，白细胞13.2×109/L，中性粒细胞88.1%；肾功能：血清肌酐

1211μmol/L，C反应蛋白：66.4mg/L；超声：超声提示人工血管穿刺处皮下组织结构紊乱，周围渗出明显。

入院诊断：①慢性肾脏病5期　维持性血液透析状态②人工血管动静脉内瘘感染

治疗计划：先抗感染治疗，无效切除人工血管。

手术过程如下：

1. 术前人工血管动静脉内瘘图：可见穿刺处皮肤红肿破溃（图27）：

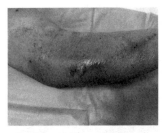

图27　穿刺处皮肤红肿破溃

2. 抗感染治疗3天后感染加重，皮肤红肿范围增加，破口有脓液流出（图28）拟行人工血管次全切除术：

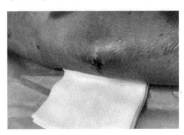

图28　皮肤红肿范围增加，破口有脓液流出

3. 行人工血管次全切除术：感染段人工血管前后2~5cm处离断人工血管（图29）

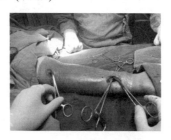

图29 离断人工血管

4. 行人工血管次全切除术：切除感染段血管（图30）

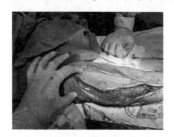

图30 切除感染段人工血管

5. 缝合：手术结束（图31）：

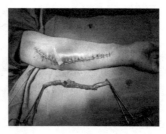

图31 缝合皮肤，引流条引流

第七节　导管功能障碍

很多终末期肾脏病患者受自身血管条件限制，以及心功能等诸多因素的影响无法建立自体动静脉内瘘，需要依赖带涤纶套血透导管进行维持性血液透析，因此带涤纶套中心静脉留置导管被广泛应用。然而，带涤纶套血透导管在维持性血液透析过程中，常因血栓、感染等导致导管功能障碍而无法正常使用，使终末期肾病患者住院治疗时间显著增加。此外，导管血栓形成及导管感染会导致血液透析治疗患者透析不充分，增加死亡风险等各种危急重症情况。导管功能不良和导管血栓形成以及纤维蛋白鞘形成密切相关。

13.7.1 病因

血栓形成是最常见的原因之一。血栓包括导管内以及导管外血栓。导管顶端有多个侧孔的导管抗凝剂泄漏，使肝素不能保留。顶端的血栓会闭塞导管或形成单向瓣膜阻止血流通过导管。此外，血透时由于高血流量通过导管口，长时间冲击血管内膜，导致内皮下组织裸露，纤维蛋白原和凝血物质释放，进入导管口堵塞管腔而导致血栓形成。导管为异物长期留置于患者静脉内，在血液流过时纤维蛋白会逐渐沉积在导管周围，形成一层包裹在导管周围的袖套样纤维蛋白鞘。纤维蛋白鞘在置管24h后，在导管和静脉壁接触点即开始形成，然后沿管壁延伸，达到管壁全长需5~7d，纤维蛋白鞘像阀门一样，在血泵抽吸作用下被吸附于动脉处，影响血液引出导致导管功能障碍。

然而，笔者认为，导管功能障碍的根本病因在于导管贴壁这一现象：由于人体的中心静脉走形较扭曲，尤其是左侧颈内静脉到右心房血管走形，空间上不仅存在前后平面的不同，也存在左右位置的不一致，而透析导管材质是聚氨酯材料，其有一定的硬度及张力，以临床上最常用的右颈内静脉置管为例：透析导管在经过颈内静脉，无名静脉，上腔静脉最终到达右心房上1/3，需经过几个血管弯曲，在通过的过程中血管与导管壁一定会有接触，摩擦，最终导致血管内皮细胞损伤，启动血栓形成机制，导致导管功能障碍。

13.7.2 症状

临床上表现为导管不能满足血液透析流量要求，长表现为动脉段和/或静脉端口抽吸不畅，透析机频繁报警，部分患者在使用尿激酶后导管功能能短暂改善，但是一段时间后血流量仍无法满足透析治疗要求，最终患者出现透析充分性下降表现：如食欲下降，心功能不全，血色素不达标等表现。

13.7.3 检查

对于导管血栓形成者，凝血检查可早期可发现D-二聚体升高，心脏彩超可提示心房及导管周围有血栓形成；对于纤维蛋白鞘形成患者，只有在部分或者全部拔出透析导管后行血管造影明确，典型纤维蛋白鞘造影可见：管径与导管外径相等的长段条索状结构漂浮于上腔静脉和心房内。

13.7.4 诊断

2006年美国国家肾脏病基金会指南（NKF—F/DOQI）认为，透析时血流量低于300mL/min或动脉负压>250mmHg即可判定为导管功能不良。而在欧洲达到充分透析时导管血流量低于300mL/min，在我国血流量低于200mL/min即被认为是导管功能不良。

13.7.5 治疗

由于导管功能障碍的病因为血栓以及纤维蛋白鞘的形成，因此，针对其治疗需包括血栓治疗与纤维蛋白鞘的去除。临床常用方法如下：

13.7.5.1 基础治疗

一旦确认导管功能不良，需立即采取措施。首先应用生理盐水加压冲洗，并嘱患者改换体位。用10mL注射器以生理盐水加压冲洗导管，然后抽吸血液。该方法非常简单且可重复多次，笔者曾经使用该方法抽吸出条状血栓。如果失败，需使用管腔内溶解酶。笔者常常使用尿激酶，其使用包括尿激酶封管，以及持续泵入尿激酶两种方案：使用尿激酶封管方法是将20万单位尿激酶与生理盐水配置成每毫升5000~10000U尿激酶溶液，根据导管动静脉端容积注入适当量，半小时后，抽出尿激酶，必要时可以重复上述治疗。需要注意的是，尿激酶的作用原理是激活纤溶酶原产生纤溶酶发挥作用，所以笔者在使用过程中经常将尿激酶溶液和新鲜循环血液（含有纤溶酶原）混合后再注入导管腔内，充分发挥尿激酶性能。有研究指出，使用尿激酶封管可以降低导管功能障碍、导管腔内及尖端血栓形成以及导管相关性菌血症的发生率。因此认为，长期规律应用尿激酶加封管，对维持临时血透导管功能，降低管内血栓发生率、预防导管相关性感染是安全有效的。如果效果仍差，则考虑是导管尖端血栓形成，建议使用持续泵入尿激酶，具体方案：在透析导管动静脉端口分别持续泵入尿激酶总量各150000~200000U，分2~3小时用完。笔者使用上述方法，总有效率约70%，且使用过程中患者未出现出血症状。

13.7.5.2 纤维蛋白鞘的治疗

纤维鞘可通过剥离或破坏进行治疗，可使用介入器械从导管剥离纤维鞘。国外有报道使用特殊器经股部穿入，沿导管全长剥离纤维鞘。该操作的成功率为78%~98%。操作过程中没有出现大的并发症。主要的缺点是增加了花费和操作时间，同时股部穿刺增加了患者的不适。国内较少使用这类方法。笔者经常使用的一种方法是经导丝置换导管，同时以球囊破坏纤维鞘可作为除纤维鞘剥离以外的另一治疗方法。血管造影术确诊纤维鞘，以非顺应性球囊自无名静脉汇合点直至右心房破坏纤维鞘。在随机对照试验中，33/47（70%）药物治疗无效的CVC导管功能不良患者存在纤维鞘。破坏纤维鞘组再次发生导管功能不良的中位时间是373天，不接受破坏组的中位时间是97.5天，再次置换导管的中位时间分别是411天和198天。纤维鞘破坏组的透析血流量（340ml/min vs 329ml/min）和透析充分性（URR73% vs 66%）明显更优。

然而纤维蛋白鞘的形成过程是机体对于中心静脉导管这一异物的保护性反应，是机体自身调整修复的过程。只要导管留在体内，机体就会针对导管做出保护性反应而不断形成新的纤维蛋白鞘，所以现有治疗方法只能短暂改善导管功能障碍，而不能从根本上控制纤维蛋白鞘的再次发生。

13.7.5.3 导管更换

如果使用药物治疗无效，则可经导丝置换导管。NKF-DOQI临床操作指南提倡在插入新导管前首先需排除纤维鞘。经导丝置换导管保留了出口和静脉入口。报道称此技术成功率为93%，与重新插管相比有一定感染风险。经导丝置换导管的初级和次级通畅率与重新插管没有太大区别。对生存期有限和中心血管可用部位有限的患者，该方法可延长中心静脉的通畅时间。该操作的并发症很少。需要指出的是：透析导管长期留置会出现各种并发症，给原位更换导管带来很大的困难，例如牢固的纤维鞘会包裹导管，导致导管嵌顿和撕脱鞘置入困难；上腔静脉狭窄或闭塞会导致新导管尖端无法顺利进入右心房。笔者建议事先应用球囊对纤维鞘或者狭窄病变进行扩张然后再置管，置管难度和风险会大大降低，置管时间也会缩短。

13.7.6 临床案例（导管功能不全）

患者女性，55岁，因"维持性血液透析2年余，导管功能障碍1月"入住成都市第一人民医院。2年前患者于外院诊断"慢性肾衰竭（CKD5期）"，血管条件差，未行左前臂动静脉内瘘成形术，安置血液透析长期导管后规律血液透析。1月前患者无明显诱因出现导管功能障碍，无法满足血液透析流量需要。遂入院。入院查体：体温：37.0℃，脉搏：69次/min，呼吸：20次/min，血压：141/83mmHg（1mmHg=0.133kPa）；慢性病容，轻度贫血貌，眼睑及颜面部无水肿，结膜无出血，两肺呼吸音清，未闻及干湿性啰音；心前区无隆起，未扪及细震颤及抬举性冲动，叩诊心浊音界扩大，心率104次/min，律齐，腹平软，全腹无压痛及反跳痛，肝脾肋下未触及，双下肢无水肿。入院后急查血常规：血红蛋白117g/L，血小板198×109/L，白细胞7.67×109/L，中性粒细胞85.5%；肾功能：血清肌酐890μmol/L，肝功能：谷氨酸转氨酶：28.6U/L，门冬氨酸氨基转移酶：30.7U/L，钙2.17mmol/L，镁0.98mmol/L，磷

1.84mmol/L。

入院诊断：①慢性肾脏病5期　维持性血液透析状态 ②透析导管功能障碍

治疗计划：更换透析导管。

手术过程如下：

1. 术前导管描迹图（图32）：

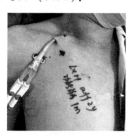

图32　术前导管描迹图

2. 患者术前胸片提示导管末端位置在心房上1/3，提示可能为纤维蛋白鞘导致功能障碍所致（图33）：

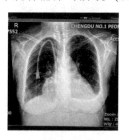

图33　导管在目标位置

3. 经导管造影检查：明确心房形态，导管尖端是否有血栓（图34）：

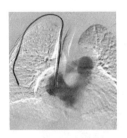

图34　经导管造影检查

4. 拔出导管，再次造影检查：明确有无纤维蛋白鞘（图35）：

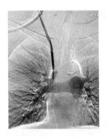

图35　经鞘造影检查：见纤维蛋白鞘形成

5. 球囊扩张纤维蛋白鞘（图36）：

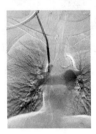

图36　球囊扩张撕裂纤维蛋白鞘

6. 置入新导管（图37）：

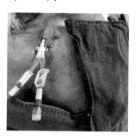

图37 植入新导管